리스페리돈 장기지속형 주사제 임상사용의 실제

리스페리돈 장기지속형 주사제 임상사용의 실제

펴낸곳 서울대학교출판문화원
펴낸이 이장무
지은이 김용식 · 안용민 · 정성훈

초판 1쇄 인쇄 2010년 4월 10일
초판 1쇄 발행 2010년 4월 15일
출판등록 제15-3호

주소 서울 관악구 관악로 599 우편번호 151-742
대표전화 02-880-5252 **팩스** 02-888-4148
마케팅팀(주문상담) 02-889-4424, 02-880-7995
이메일 snubook@snu.ac.kr
홈페이지 www.snupress.com
영문홈페이지 eng.snupress.com

ISBN 978-89-521-1087-9 93510

리스페리돈 장기지속형 주사제 임상사용의 실제

김용식 · 안용민 · 정성훈

서울대학교출판문화원

Clinical Use of Risperidone Long-Acting Injection

Yong Sik Kim, Yong Min Ahn, & Seong Hoon Jeong

Seoul National University Press

머리말

정신병 환자 진료의 오랜 경험을 지닌 의사들에게 환자 진료에 있어서 무엇이 가장 어려운 부분인지 질문하면, 아마도 어떻게 하면 환자가 약을 제대로 복용할지에 대한 것을 가장 많이 답하지 않을까 생각된다. 필자의 경우 진료 경험이 아주 짧던 정형 항정신병 약물을 사용하던 시절에, 항정신병 약물의 사용이 급성기에 확실한 증세 호전을 유발하고 지속적 유지요법을 통해 재발률과 재입원율을 감소시킨다는 사실을 머리로는 잘 이해하고 있었다. 그러면서도 추체외로 증상이나 지연성 운동장애로 고생하는 환자를 보면서 증상이 심한 경우가 아니면 한편으로는 마음 한구석에 환자가 참 딱하다는 마음도 없지 않았다. 그러나 진료 경험이 쌓여 가면서 수많은 환자가 보호자의 명백한 동조 내지 암묵적 동의 아래 투약을 소홀히 하여 약물 치료로 얻은 회복이라는 혜택을 날려 버리게 되는 사태를 경험하게 되면서 필자는 지속적인 약의 복용은 더 이상 감정적인 접근의 대상이 아니라는 사실에 대한 인식을 굳혀 갔다. 그렇지만 여전히 측은지심에서 자유스러워질 수는 없었다.

1990년대 말 호주 멜버른을 방문할 기회가 있었다. 당시 호주에서는 정신병 환자를 위한 입원실을 상당히 줄이고 있었는데 지역사회 정신보건이 우리보다 많이 앞서긴 하였지만 이래도 되는지 하는 의구심이 들었다. 필자의 생각으로는 호주 환자라고 하여서 우리와 다른 사람은 아닐 것이고, 호주 정신과의사라고 하여서 특별히 효과 있는 약이나 별난 기술을 가지고 있을 것 같지도 않고, 지역사회 정신보건만으로 입원실을 거의 없애는 성과를 갖기는 많이 부족하다는 생각이 들어서 솔직히 좀 두고 보자고 하는 마음도 있었다. 당시 호주 정신과의사와 이야기를 나누던 중 호주의 항정신병물 사용 환자 가운데 장기지속형 항정신병 약물 주사제 사용례가 1/4 이상이라는 말을 들었는데, 당시에는 그냥 좀 많이 사용하는구나 하는 생각뿐이었다.

필자는 항정신병 약물의 사용을 전공의에게 가르치는 입장에 있어서 약물의 특성을 잘 파악하여 그들이 다양한 환자에게 적절히 대응할 수 있도록 애를 쓰고 있었다. 하지만 유독 장기지속형 항정신병 약물 주사제의 사용에 대해서는, 약을 잘 복용하지 않으려는 환자에게 그 필요성을 느껴 몇 번 시도는 했지만 아주 제한적인 경험으로 그치게 되어서 무언가 아쉬운 마음을 갖고 있었다. 그러면서도 1970년대 말 필자가 상당수의 환자에서 사용한 경험이 그리 만족스럽지 못하여서 그런지 적극적으로 이 문제를 해결하려는 마음도 가지고 있지 않았다. 또한 1990년대 말에는 새로운 항정신병 약물의 도입으로 굳이 장기지속형 주사제를 사용하지 않아도 환자들이 잘 복용하겠지 하는 마음도 있었다. 그러나 시간이 지나면서 약을 적절히 복용하지 않는 환자가 약간 줄기는 한 듯하나 환자의 약 복용 여부에 대한 부분은 여전히 가장 극복이 어려운 문제로 남아 있었다. 이에 새로운 항정신병 약물 장기지속형 주사제가 있으면 좋겠다고 생각하던 중 리스페리돈 장기지속형 주사제가 나오게 되었고, 임상연구에 관여하고 그 후 임상에서 실제 사용하게 되면서 이 약의 특성에 대해 경험을 어느 정도 쌓게 되었다.

지난 시절 정형 항정신병 약물의 장기지속형 주사제가 우리나라에서 거의 눈길을 끌지는 못한 원인 중의 하나는 아마도 장기지속형 주사제를 어떻게 사용하면 좋은지에 대하여 적극적으로 알리지 않아 그렇게 된 면도 없지 않다고 생각이 되었다. 그렇다면 이번에는 비정형 항정신병 약물 장기지속형 주사제로 새롭게 도입된 리스페리돈 장기지속형 주사제에 대하여 그 장점과 단점, 효과와 사용법 등을 자세하게 소개함으로써 장기지속형 주사제에 대한 새로운 관심을 불러일으켜 임상가가 다양한 치료전략을 구사하는 데 도움이 되면 좋겠다고 생각하였다. 다행히 제조사인 한국얀센에서 이에 대한 지원을 하고자 하여 정성훈, 안용민 선생과 함께 이 책을 펴내게 되었다. 이 책이 하나의 지침서로 사용할 수 있도록 가능하면 쉽게 기술하려고 하였다. 이 책이 도움이 되어서 보다 많은 환자들이 발전된 정신질환 치료기술을 누려서 새로운 삶을 사는 데 도움이 되기를 바란다. 끝으로 이 책이 나오는 데 많은 도움을 주신 필자와 같이 일하는 전임의, 한국 얀센 관계자 그리고 서울대학교출판문화원 관계자에게 감사드린다.

필자들을 대표하여 2010년 3월

김용식

차례

제 1 부

정신분열병 치료에 있어서의 장기지속형 주사제의 역할

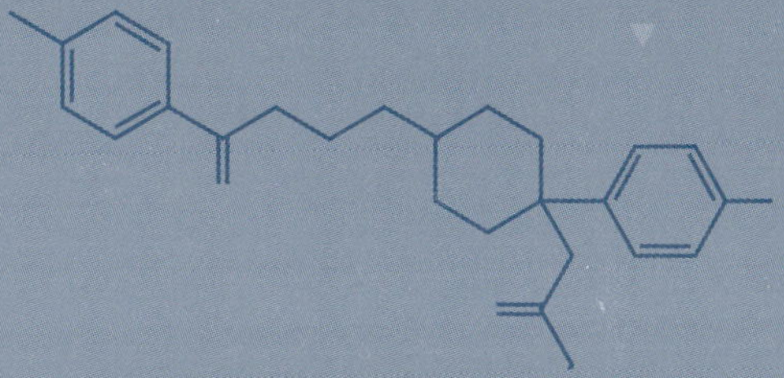

제 1 장 정신분열병 환자의 약물 순응도

- 1. 비순응의 원인
- 2. 적량 적시 복용의 어려움
- 3. 항정신병 약물 장기 투약의 어려움
- 4. 순응도에 대한 의사들의 비현실적 기대
- 5. 부분 순응의 문제점
- 6. 보호자가 부딪치는 어려움
- 7. 순응도를 둘러싼 문제들의 요약
- 8. 확장된 순응도의 개념
- 9. 낮은 순응도에 대한 대응전략

우리 모두는 항상 이성적이고 합리적인 결정만을 따르지는 않는다. 심지어 질병으로 인한 고통 중에 있을 때조차 의사의 지시에 전적으로 따르지 않는 때가 많다. 이는 고혈압이나 당뇨와 같이 고령화된 현대사회의 한 일면이 될 정도로 일반화된 경우에도 예외가 아니다. 의사들은 약을 안 먹으면 환자 자신의 손해이기 때문에 당연히 투약 지시를 철저히 지킬 것이라 기대하지만, 현실은 이런 기대와는 어긋나며, 일례로 고혈압과 당뇨 환자들의 6개월 내 순응도는 각각 50%, 25% 정도에 지나지 않는다. 외래 진료실을 꼬박꼬박 방문하여 진료를 받는 환자들조차 실제 약물 순응도를 조사하면 의사의 기대를 훨씬 밑돌고 있으니, 약물 복용과 관련해서는 의사와 환자가 동상이몽을 꾸고 있다 해도 과언이 아니다.

일반 신체질환에서조차 이런 형편이니, 정신분열병을 비롯한 주요 정신증의 중증 상태에서는 훨씬 더 문제가 심각할 것이라 짐작할 수 있다. 게다가 아래 지적할 이들 질환의 몇 가지 고유한 특성 때문에 의사와 환자는 순응도를 놓고 많은 갈등을 빚는다. 많은 임상의들은 치료의 성패가 약물 순응도에 거의 전적으로 매달려 있다고 믿는 반면, 환자들은 어떻게든 약을

그림 1-1 만족스러운 치료 효과를 나타내는 데 필요한 환자의 자발적 협조를 구하기 어려운 정도[1)]

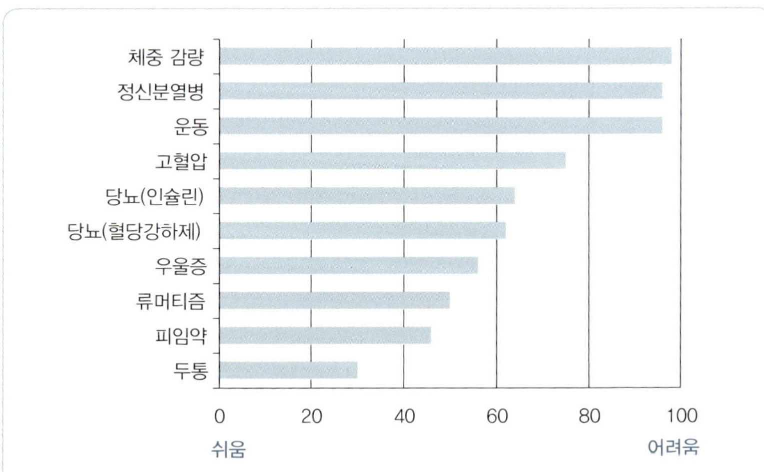

먹어야 하는 운명에서 빠져 나오려 애쓴다. 정신분열병에서 순응도가 이렇게까지 문제가 되는 것은 첫째, 많은 환자들이 병식이 부족하여 투약의 필요성을 인정하지 않는다는 점, 둘째, 질병 자체의 병태생리상 인지기능 저하가 동반되어 스스로 약을 챙기기 힘들다는 점, 그리고 높은 재발 가능성 때문에 몇 년 이상 꾸준히 약을 복용해야 한다는 점을 들 수 있다. 실제 퇴원 후 1년간의 순응도는 50%를 밑돌며, 2년이 지나면 25% 즉 4명 중 1명만이 약을 제대로 챙겨 먹는 것이 현실이다.[2] 그러나 의사의 권고에 반한 약물 복용의 중단은 직접 재발로 이어지며, 재발하지 않고 유지하는 기간은 기껏해야 3~6개월 정도다.

1. 비순응의 원인

정신분열병 환자들이 약을 먹지 않는 가장 큰 이유는 병식의 부재다.[3] 순응도가 좋은 환자라도 기껏해야 잠을 못 자기 때문에 약을 먹는다고 생각하는 경우가 적지 않으며, 잠을 잘 자게 되면 약을 끊을 수 있다고 생각하기도 한다. 기능이 좋은 환자라도 매일 약 봉투를 뜯는 순간마다 자신이 환자라는 사실과 맞닥뜨려야 되는 셈이니, 이를 부인하고 의식적 무의식적으로 망각, 거부하는 것은 이해할 만하다.

낮은 순응도에 절대적인 영향을 미치는 또 다른 요인은 인지기능 저하다. 자신이 먹고 있는 약물의 긍정적 효과와 부정적 효과를 잘 저울질하고, 자신의 병을 이겨내기 위해 합리적인 결정을 내리기 위해서는 상당 수준의 인지적 능력이 요구된다. 그러나 정신분열병 자체가 병태생리상 어느 정도의 인지기능 저하를 수반하므로 환자들은 투약의 중요성을 이해하는데 어려움을 겪는다. 설령 투약을 적극적으로 거부하려는 의도가 없다 하더라도 인지기능 저하로 인해 매번 용량과 시간을 맞춰 약을 먹지 못하게 되면, 결국 부분 순응의 문제를 초래하게 된다.

2. 적량 적시 복용의 어려움

환자들은 투약과 관련되어 발생하는 여러 가지 현실적인 어려움을 적절히 해결하지 못한다. 약을 제대로 먹었는지, 어디에 두었는지 제대로 기억을 못하거나 아침 약과 저녁 약을 바꿔 먹는 경우가 비일비재하며, 외래 약속 날짜를 잊어버려서 처방을 받지 못하는 일, 약이 남았다고 생각하여 예약된 날을 넘겨 버리는 일이 허다하다. 아침에 늦게 일어났다고 약을 먹지 않거나, 저녁에 술을 먹었다고 빼먹는 것 등 역시 적절한 판단 부재 때문에 발생한다.

이런 문제 때문에 보호자가 약 챙기는 것을 도와줘야 할 경우가 많은데, 환자들은 이에 대해 한 인간으로서의 독립성을 침해한다고 반발하기 마련이다. 또한 남 앞에서 자신이 환자라는 것을 인정해야 된다는 데 대해 환자의 거부감이 높아진다. 스스로 챙기는 게 어렵다는 것은 수긍하지만 남이 도와주는 것은 받아들이기 싫은 마음이 환자들로 하여금 약물을 적량 적시 복용하는 것을 어렵게 만든다.

3. 항정신병 약물 장기 투약의 어려움

정신분열병은 만성 질환이며, 오래 약을 먹어야 된다는 것 자체가 순응도를 떨어뜨리는 요인이 된다. 아직까지 정신분열병을 근본적으로 완치시킬 수 있는 치료법은 존재하지 않으며, 최선의 방책은 약물투여를 통하여 가능한 한 오랫동안 재발을 억제하는 것이다. 일부 환자들은 평생 약물을 복용해야 하기도 하며, 그 오랜 기간 동안 변함없이 의사의 지시에 따라줄 것을 기대하는 것은 현실적으로 무리인지도 모른다. 게다가 오랫동안 질병을 앓게 되면 가족들의 지지체계 역시 동반해서 약화되기 마련이어서, 의사의 처방에 순응하는 것은 시간이 갈수록 어려워진다. 이 모든 요인들은 모두 정신분열병 환자의 순응도를 낮추는 방향으로 작용한다.

정신과 임상 현장에서 벌어지는 약물치료의 현실을 가장 여과 없이 드러내 준 연구는 아마도 최근 완료된 CATIE 연구일 것이다. 이 연구에서 정형, 비정형 약물을 막론하고, 정신분열병 환자의 74%는 수개월 내에 다양한 이유 때문에 약을 중단하였다. 그 이유로는 병식 부재, 인지기능 장해, 음성 증상, 처방의 복잡성, 부작용, 약물의 효과에 대한 교육의 부재 등 다양한 원인이 지적되었으나, 어떤 이유든 낮은 순응도는 잦은 재발과 함께 환자 자신과 가족의 고통으로 이어진다는 점에서 안타까움을 금할 길이 없다.[4)]

4. 순응도에 대한 의사들의 비현실적 기대

이런 상황임에도 불구하고 대체로 의사들은 자신이 진료하는 환자들의 순응도를 실제보다 훨씬 높게 평가하는 경향이 있다. MEMS(Medication Event Monitoring System)라는 특수 도구를 이용하여 조사한 바에 의하면, 실제 약을 제대로 먹는 비율은 담당하는 주치의의 기대를 훨씬 밑돌 뿐 아니라, 환자가 설문을 통하여 직접 보고한 순응도보다도 훨씬 낮은 것으로 나타났다. 즉 환자들에게 약을 처방대로 복용했느냐고 직접 질문을 하더라도 결코 진실대로 이야기하지 않는다는 의미다. 더더욱 흥미로운 것은 의사 생각에 순응도가 낮을 것이라 예상되는 고위험군과 실제로 순응도가 낮은 군이 그다지 일치하지 않더라는 것이다.[5)] 환자들의 현실은 의사의 안이한 통념을 뒤집는다. 물론 환자들이 고의로 거짓말을 하는 경우도 있으나, 일부 환자들은 마치 날조된 기억처럼 자신은 약물을 잘 챙겨 먹었다고 믿어 버리는 것 같기도 한다. 따라서 환자가 정기적으로 외래 예약 시간에 나타난다 하더라도 그들이 무리 없이 처방을 따르고 있으리라는 보장은 없다.

5. 부분 순응의 문제점

약물을 아예 대놓고 거절하는 경우 입원치료 등의 적극적인 대처를 강구할 수 있겠으나, 앞서 든 환자들의 예처럼 처방을 부분적으로만 따르는 부분 순응(partial adherence)은 매우 까다로운 문제를 야기한다. 많은 경우 정신분열병 환자들은 자신이 약을 먹는 이유에 대해 "잠을 자기 위해서", "마음을 안정시키기 위해" 정도로 막연하게만 이해하고 있기 때문에, 그날그날의 컨디션에 따라 약을 처방보다 적게 먹거나 더 먹는 것에 대해 그다지 심각하게 생각하지 않는다. 또한 정신과 약물을 먹으면 졸려서 일을 하기 어려울 수 있다는 걱정 때문에, 집중해서 일을 해야 하거나 새로운 환경에 적응하고자 할 때는 임의로 줄여 먹는 게 다반사다. 심지어는 자신이 처방받은 약을 주변 사람에게 수면제라고 먹어 볼 것을 권하기도 하고, 약이 떨어졌을 때는 몇 달 전에 먹다가 남았던 약을 꺼내어 임의대로 복용하기도 한다.

이러한 부분 순응은 임상의는 물론 가족들도 모르는 채 넘어가는 경우가 많기 때문에 처방의 혼란을 가져온다. 만약 수시로 약을 빼먹거나, 임의로 일부 약을 골라내어 먹고 있는 환자가 어느 순간부터 임상 상황이 점차 악화되고 있다면, 환자의 부분 순응을 짐작조차 하지 못하고 있던 임상의는 용량을 올리거나 다른 약물을 추가함으로써 이를 해결하려 할 것이다. 공교롭게도 환자가 이제부터라도 제대로 약을 먹겠다고 결심한다면, 역으로 갑자기 용량이 과다해지면서 부작용이 생길 수 있다. 임상의가 치료 계획을 세울 때에는 기존 약에 대한 반응 여부와 부작용 발생 전력을 매우 중요시하는데, 기존 약에 대한 미비한 반응의 원인이 부분 순응에 있었다면 임상의는 새로운 치료 계획을 세울 때 혼란을 겪게 되고 결국 최적의 치료를 받지 못하는 불이익은 환자에게 돌아간다.

6. 보호자가 부딪치는 어려움

환자가 약을 챙겨 먹는 것, 특히 정신분열병과 같은 만성 질환에 있어서 수년 아니 평생에 걸쳐 약을 먹는 것은 보호자(caregiver)의 헌신적인 돌봄이 없이는 불가능하다. 투약을 감독하던 보호자가 부재하게 되거나 바뀌는 경우 순응도는 떨어질 수밖에 없다. 보호자가 약에 대해 갖고 있는 태도 역시 순응도에 큰 영향을 미친다. 환자가 약을 먹는 것을 도덕적 결함 때문이라고 생각한다거나, 환자의 주체성을 무시하는 근거로 내세운다면 높은 순응도를 기대하기 힘들다. 이런 극단적인 경우가 아니라도, 질환이 만성화되면 보호자가 꾸준히 투약을 권장, 감독하기가 어려워진다. 투약 시간마다 약을 챙기는 것은 현실적으로 많은 노력을 필요로 할 뿐 아니라, 환자의 자립요구와 부딪히면서 갈등을 일으킨다. 환자는 보호자가 자신을 믿지 못해 감시한다고 느끼고, 보호자는 환자가 약을 몰래 숨기거나 버리지 않을까 마음을 놓지 못한다. 이렇게 끊임없이 실랑이를 벌이는 상태가 지속되다 보면, 결국 보호자도 어쩔 수 없이 약을 환자에게 전적으로 맡기게 되고, 이렇게 생겨난 무감독 상황 하에서는 앞서 언급한 비순응, 부분 순응이 빈번하게 일어난다.

환자에게는 심리적으로 안정되고 지지적인 환경이 필요한데, 투약을 둘러싸고 일어나는 보호자와의 신경전 때문에 이러한 주변 환경 전체가 갈등상황으로 치닫게 되면 환자는 물론 보호자 역시 큰 피해를 입을 수밖에 없다. 또한 환자가 약을 안 먹으려 할 때 보호자가 주로 사용하는 대처방법은 입원시키겠다고 협박하는 것인데, 이러한 전략은 불필요한 입원을 유도할뿐더러, 비순응에 대한 징계로서의 입원이라는 부정적인 개념을 심어 줄 수 있다.

7. 순응도를 둘러싼 문제들의 요약

앞서 논의한 사항들을 정리하면 약물 순응도를 둘러싼 문제 요소를 다음과 같이 정리해 볼 수 있다.

① 임상의의 권고에 반하여 약물 투여를 중단하는 경우 재발의 위험이 급증한다.
② 약물 투여의 섣부른 중단은 회복의 가능성을 빈감시킨나.
③ 의사의 처방을 제대로 지키지 않는 부분 순응은 임상의가 최적의 치료

전략을 찾아내는 데 혼란을 가중시킨다.

④ 부분 순응 여부를 확인하지 않고 무턱대고 용량을 높이면 갑작스런 부작용을 초래할 수 있다.

⑤ 약물 투여 순응을 둘러싼 환자와 보호자의 만성적 갈등은 환자의 사회심리적 스트레스를 가중시키며, 보호자의 고통 또한 가중시킨다.

8. 확장된 순응도의 개념

순응도의 문제는 좀 더 확장되어서 논의할 필요가 있다. 투약 순응과 관련된 용어로 compliance, adherence 등 몇 가지 용어가 쓰이고 있으며, 관련된 개념 또한 조금씩 차이가 있다.[6] 대체로 기존 문헌에서 순응(compliance)은 의사의 투약 권고를 환자가 받아들이는 것으로 생각되어 왔으며, 이에 대응하여 비순응은 의사 권고를 적극적으로 거부하는 것으로 이해되어 왔다. 그러나 환자 스스로 투약의 필요성을 인정하면서도 약은 먹지 않는 경우가 있을 수 있으며, 약을 먹으려고 노력하나 그야말로 자꾸 잊어버려서 투약을 빼먹는 경우, 의사 권고를 충실히 따르고 있다고 생각하면서도 동시에 약을 임의로 줄여 먹거나 띄엄띄엄 먹는 경우 등 순응/비순응으로 뚜렷이 구분하기 힘든 다양한 경우가 있을 수 있다. 그러나 중요한 것은 환자의 심적 태도가 아니라, 결정적으로 재발에 영향을 미치는 요인, 즉 처방을 정확히 따랐느냐 안 따랐느냐는 것이므로, 순응도란 이런 관점에서 정의되어야 할 것이다. 새롭게 확장된 순응도의 정의는 환자가 정해진 용법대로 정확히 약을 복용하느냐 아니냐는 것으로 한 차원 더 엄격해진다. 임상의는 환자가 "처방대로 약을 복용하겠습니다"라고 답하는 데 만족해서는 안 되며, 실제로 얼마나 처방을 지키는지, 처방을 지키지 못한다면 그 원인이 무엇인지 파악해서 교정해야 한다. 또한 반복적으로 처방을 지키지 못하는 경우라면 발상의 전환을 통해 대책을 세워야만 한다.

9. 낮은 순응도에 대한 대응전략

정신분열병 환자의 치료 결과와 예후에 비순응이 미치는 영향이 이렇듯 중요한 만큼, 순응도를 높이려는 다각도의 대응전략을 세워 볼 수 있다. 물론 질병 자체를 잘 치료하여 환자가 병식을 획득하고 약의 효과를 몸소 체험하게끔 돕고, 인지기능의 손상을 최소화하여 합리적인 판단을 내리도록 하는 것이 순응도를 높이는 궁극적인 방법이겠지만, 완전한 병식에 이르지 않더라도 규칙적인 약물 투여에 환자가 스스로 동참할 수 있게 돕는 여러 차선책이 있을 수 있다.

지금까지 행해진 시도들을 정리하면 아래 표와 같이 인지치료적 접근과 행동요법을 중심으로 한 심리사회적 접근과 약물치료적 접근으로 대별할 수 있다.

(1) 심리사회적 접근

인간은 자신에게 이익이 된다고 판단되는 행동에는 순응하고 피해를 준다

표 1-1 치료 순응도 향상을 위한 심리사회적 접근 전략[7)]

1. 인지-행동적 접근
    - 순응도 치료와 동기강화 상담
    - 대인관계와 사회적 리듬 치료(Interpersonal and Social Rhythm Therapy, IPSRT)
    - 외래 치료 명령제
    - 투약 감독과 환경 조절
    - 인지적 지지 요법
    - 정보기술을 응용한 전략(Information Technology Aided Relapse Prevention Program, ITAREPS)
    - 주장적 지역사회치료(Assertive Community Treatment, ACT)
    - 사례관리
2. 약물과 질병 교육
    - 환자 대상
    - 보호의무자 대상

고 생각하는 행동은 거부한다는 전제를 바탕으로, 병식의 유무와는 관계없이 약물 복용에 대한 거부감을 없애고 좀 더 수월하게 약을 먹도록 도울 수 있다. 이들 기법은 비록 독자적으로는 매우 미미한 효과밖에 거두지 못하나, 기본적인 교육을 바탕으로 인지적 왜곡에 대한 분석과 함께 동기강화 상담(motivational interview) 기법을 병행하게 되면 기대 이상의 성과를 거둘 수 있다.

1) 교육에 의한 접근

임상의가 흔히 진료실이나 입원병동 상황 하에서 가장 중점적으로 시도하는 것은 환자 및 가족을 대상으로 한 질병/약물교육이다. 이는 병식을 부여하고 순응도를 높이는 데 절대로 빠져서는 안 되는 전략 중 하나다. 환자나 가족이 질병에 대해 궁금해하는 것, 약물 투여로 기대할 수 있는 효과, 부작용이 생겼을 때 대처하는 법 등에 대해 꾸준히 교육함으로써 환자 스스로 자신에게 가장 유리한 판단을 내릴 수 있도록 돕는다. 그러나 이러한 주입식 교육의 한계는 환자의 자발적 동기를 불러일으키는 데 제한적이라는 것이다. 환자가 갖는 주관적 시선과 입장을 무시한 일방적 교육만으로는 환자의 관심을 집중시킬 수 없다. 따라서 동기강화 상담, 인지행동치료 등 기타 치료법을 병행해야 목적한 성과를 거둘 수 있다.

2) 인지행동치료적 접근

인지행동치료적(Cognitive-Behavioral Therapy) 접근을 간단히 요약한다면 환자의 병식부재와 비순응에 대해 정면으로 공격하지 않으면서, 편견이나 과거 경험으로 인해 약물투여에 대한 막연하게 갖고 있던 저항감을 하나하나 제거해 나가는 기법이다. 약물투여에 저항하는 환자를 나무라거나, 그 필요성을 일방적으로 주입시키는 대신 환자가 질병과 약물에 대해 갖고 있는 사고의 틀을 살펴보는 데서 시작한다. 환자들은 각자 나름대로 약에 대해 다른 식으로 생각하며 독특한 편견을 갖는다. 이는 인지행동치료적 용어로 인지적 틀(schema), 인지적 왜곡이라 칭하는 것들이다. 약물을 복용할 때마다 저절로 떠오르는 생각(automatic thought)을 점검하고, 이로부터 인지적 틀과 함께 습관적인 왜곡의 패턴을 발견한다. 그 후에는 환자와 함께 기존의 습관적 사고를 더욱 이성적이고 합리적이며, 치료에 바람직한 사고로 대체할 수 있는지 찾아 나간다.

또 다른 인지행동치료적 접근은 약물을 복용하겠다는 동기는 있지만 자꾸 잊어버리거나 챙겨 먹는 데 현실적 어려움이 있는 경우를 주로 다룬다. 다양한 행동치료적 기법을 활용하여 약물 투여를 잊지 않도록 도우며, 외래를 방문하여 약물을 구입하고 이를 운반, 보관하는 데 있어서의 어려움 또한 훈련을 통해 극복할 수 있게 한다.

3) 기타 접근

그 외에 외래치료 명령제와 같은 강압적인 방법, 혹은 사례관리자를 활용한 좀 더 유연한 방법들이 어떻게든 환자가 꾸준히 약물을 복용할 수 있게 하는 데 이용된다. 이들은 환자의 내적 변화를 유도한다기보다는 외적, 제도적 장치를 통해서 어떻게든 지속적인 투약을 유도한다는 공통점을 갖는다.

4) 임상의의 노력

마지막으로 약물을 투여하는 임상의 스스로 증상의 변화나 부작용 여부에 대해 세심하게 묻고 확인하는 것은 순응도 향상에도 큰 영향을 미친다. 환자의 입장에서 기대하는 약물의 효과나 문제되는 부작용은 임상의의 입장과는 다를 수 있다. 따라서 환자의 입장에서 약물의 영향을 평가하고 그가 불만족스럽게 생각하는 면에 대해 대책을 마련하는 것이 순응도를 높이는 데는 가장 중요하다.

(2) 약물치료적 접근

1) 심리사회적 접근의 한계

분명 심리사회적 접근이 그 나름의 효과는 있는 게 분명하지만 여러모로 한계에 부딪히는 게 사실이다. Zygmunt 등[8]이 조사한 바에 따르면 약물이나 질병에 대한 교육만으로는 순응도를 높이는 데 별다른 효용이 없었다. 그나마 효과를 기대하려면 앞서 언급한 바와 같이 여러 가지 다각적인 접근을 동시에 행했을 때만이 가시적인 성과를 낼 수가 있는데, 제한된 자원이나 환자 혹은 보호자의 협조 문제들을 고려한다면 그러한 치료의 혜택을 받을 수 있는 환자는 극히 일부에 지나지 않는다.

2) 처방단순화를 통한 접근

순응도를 높이기 위해서는 약물 처방을 될 수 있는 한 간단히 해야 한다. 임상 실제에서 환자들은 저녁 식사 이후에 복용하도록 되어 있는 약을 가장 잘 복용하며, 점심 식사 이후의 약을 가장 잘 잊어버린다. 아침 약은 늦게 일어나느라 못 먹게 되고, 자기 전 약은 일찍 잠이 들어 버려서 먹지 못한다. 또한 환자들은 아침 약, 저녁 약을 혼동하여 먹는 경우가 많으므로 각 회분의 처방이 다른 경우 본의 아니게 처방을 따르지 못하게 된다. 그럼에도 불구하고 기존 정형 항정신병 약물의 경우에는 부작용 문제나 작용시간 때문에 알약의 개수도 많을 뿐 아니라 분복을 시켜야 하는 경우가 많았다.

3) 비정형 항정신병 약물

비정형 항정신병 약물이 시판되기 시작했을 때 이들 약들이 정형 약물보다 현저히 부작용이 줄어들었기 때문에 자연히 순응도 문제가 해결되리라는 기대가 컸다. 게다가 비정형 약물은 증량 스케줄이 단순하고, 부작용 해소를 위해 함께 투여해야 하는 약의 필요성을 크게 줄였기 때문에 처방 또한 매우 간단해졌다. 그러나 기대와는 달리 비정형 항정신병 약물로 교체된 후에도 순응도 문제는 크게 달라진 바 없었다. 정형 및 비정형 항정신병 약물을 투여받고 있는 정신분열병 환자 298명(정형 93명, 비정형 205명)을 대상으로 한 연구에서 1년 중 약물이 제대로 투여된 날은 각각 58%와 61%로 두 군 간에 별다른 차이가 없었다.[9] 또 다른 연구에서도 역시 1년간의

순응도는 정형 50.1%, 비정형 54.9%로 별다른 차이가 없는 것으로 나타났다.[10)]

4) 제형 변경

순응도를 높이기 위해 제형을 변경하는 방안 역시 적극적으로 모색되었다. 특히 정신분열병의 경우 적지 않은 환자가 약을 먹는 시늉만 했다가 버려버리기 때문에, 특히 급성기 환자나 병식이 부재하는 환자에 있어서 구강 붕해제(orally disintegrating tablet)나 액상 약물(liquid form)로 순응도를 높이려는 전략이 기대를 모았다. 구강 붕해제로는 리스페리돈과 올란자핀이 있으며, 특히 리스페리돈은 액상 형태로도 판매되고 있다. 이러한 특수 제형이 은밀히 투약을 거부하는 환자나 약을 삼키는 데 어려움이 있는 노인 환자 등에게 유용하게 쓰일 것이라는 데는 반론의 여지가 없지만, 아직까지는 일부 특수 환자군에만 쓰여 왔기 때문에 이들 제형이 전반적인 순응도를 높인다는 증거는 많지 않다.

5) 장기지속형 주사제

순응도를 높이기 위한 가장 이상적인 방법은 약물을 체내에 이식하여 한 번 시술하면 더 이상 약을 복용할 필요가 없게 만드는 길일 것이다. 그러나 기술적 한계 혹은 처방 변경의 필요성 등의 현실적 문제 때문에 이보다는 장기지속형 주사제가 매력적인 대안으로 자리잡았다. 장기지속형 주사제는 개념상 순응도 문제를 근본적으로 해결할 수 있다는 장점이 있다. 무엇보다 환자가 매일 약을 챙겨 먹지 않아도 되기 때문에 인지기능 저하로 인한 비고의적 비순응을 해결할 수 있으며, 정해진 용량을 정확히 주사하기 때문에 부분 순응의 문제도 없고, 환자와 보호자가 매일 약 먹는 문제로 신경전을 벌일 이유도 없어진다. 덧붙여 의사가 환자의 순응도를 정확히 평가할 수 있다는 중요한 장점이 있다.

참고문헌

1) Keith SJ, Kane JM. Partial compliance and patient consequences in schizophrenia: our patients can do better. J Clin Psychiatry 2003; 64: 1308-1315.

2) O'Donnell C, Donohoe G, Sharkey L, Owens N, Migone M, Harries R, et al. Compliance therapy: a randomised controlled trial in schizophrenia. BMJ 2003; 327: 834.

3) Rummel-Kluge C, Schuster T, Peters S, Kissling W. Partial compliance with antipsychotic medication is common in patients with schizophrenia. Aust N Z J Psychiatry 2008; 42: 382-388.

4) Nasrallah HA. The case for long-acting antipsychotic agents in the post-CATIE era. Acta Psychiatr Scand 2007; 115: 260-267.

5) Diaz E, Neuse E, Sullivan MC, Pearsall HR, Woods SW. Adherence to conventional and atypical antipsychotics after hospital discharge. J Clin Psychiatry 2004; 65: 354-360.

6) Cramer JA, Roy A, Burrell A, Fairchild CJ, Fuldeore MJ, Ollendorf DA, et al. Medication compliance and persistence: terminology and definitions. Value Health 2008; 11: 44-47.

7) Velligan DI, Weiden PJ, Sajatovic M, Scott J, Carpenter D, Ross R, et al. The expert consensus guideline series: adherence problems in patients with serious and persistent mental illness. J Clin Psychiatry 2009; 70 Suppl 4: 1-46; quiz 47-48.

8) Zygmunt A, Olfson M, Boyer CA, Mechanic D. Interventions to improve medication adherence in schizophrenia. Am J Psychiatry 2002; 159: 1653-1664.

9) Menzin J, Boulanger L, Friedman M, Mackell J, Lloyd JR. Treatment adherence associated with conventional and atypical antipsychotics in a large state Medicaid program. Psychiatr Serv 2003; 54: 719-723.

10) Dolder CR, Lacro JP, Dunn LB, Jeste DV. Antipsychotic medication adherence: is there a difference between typical and atypical agents? Am J Psychiatry 2002; 159: 103-108.

제 2 장　장기지속형 주사제

- 1. 개발의 역사
- 2. 우리나라의 장기지속형 주사제 사용 실태
- 3. 장기지속형 주사제의 화학구조적 특징
- 4. 장기지속형 주사제의 약물동역학
- 5. 장기지속형 주사제의 장점
- 6. 장기지속형 주사제의 단점
- 7. 경구 제제와 비교할 때의 장점
- 8. 윤리적 문제
- 9. 장기지속형 주사제에 대한 임상의의 태도

1. 개발의 역사

장기지속형 주사제의 기본적 아이디어는 한 번 약물을 투여하면 환자가 당분간은 약물에 대해 깨끗이 잊어버리고 일상생활을 영위하게 하자는 것이다. 이러한 아이디어는 항정신병 약물 개발 초창기부터 커다란 설득력을 지녀 왔으며 따라서 약물개발 초기부터 적극적인 연구개발이 이어져 왔다.

1950년대 중반 최초의 항정신병 약물인 클로르프로마진이 임상에 사용되게 되면서, 임상가들이 가장 먼저 깨달은 사실은 약물을 지속적으로 투여하여 일정한 혈중농도를 최대한 오래 유지하는 것만이 재발을 막을 수 있는 유일한 방책이라는 점이었다. 더군다나 임상가에게는 기적의 약이 손안에 쥐어졌음에도 불구하고 투약을 거부하는 환자들 때문에 속수무책인 경우가 비일비재했으므로, 순응도 문제는 약물의 개발과 동시에 가장 골치아픈 문제로 떠올랐다.

이에 정신분열병의 약물치료가 시작된 지 10년 정도가 지난 1960년대 중반부터 장기지속형 주사제(Long-acting Injectable Antipsychotic)에 대한 개발이 본격화되었다. 가장 먼저 개발된 약물은 fluphenazine의 장기지속형 주사제다. 원래 fluphenazine을 개발한 Squibb사는 이미 남성호르몬인 testosterone propionate라는 장기지속형 주사제 기술을 보유하고 있었다. 그 기술을 fluphenazine에 접목시키기로 한 연구진들은 다양한 지방산을 활성약물에 붙여 흡수를 늦추는 방법을 모색하였고, 그 결과 fluphenazine enanthate이라는 최초의 장기지속형 주사제가 탄생하였다. 연구진들은 또한 이를 참기름에 부유시킨 채로 주사하면 더욱 흡수를 늦출 수 있다는 사실을 알게 되었다. 거의 같은 시기에 제약회사 Janssen에 의해 haloperidol decanoate가 개발되었다. 초기에는 근육주사 부위의 통증과 자극이 문제가 되어 잘 사용되지 않았으나 점차 개선되어 리스페리돈 장기지속형 주사제가 시판되기 전까지 가장 보편적으로 쓰이는 장기지속형 주사제로 자리잡았다.[1)]

국내 임상의들에게는 낯선 약들이지만, fluphenazine enanthate와

표 2-1 정형 항정신병 약물을 기반으로 한 대표적인 장기지속형 주사제

약품명	항정신병 약물군	용매	주사간격 (주)
Fluphenazine decanoate	Phenothiazine	Sesame oil	2-5
Flupenthixol decanoate	Thioxanthene	Viscoleo	2-4
Zuclopenthixol decanoate	Thioxanthene	Viscoleo	1-4
Pipothiazine palmitate	Phenothiazine	Coconut oil	4
Perphenazine decanoate	Phenothiazine	Sesame oil	2-4
Haloperidol decanoate	Butyrophenone	Sesame oil	2-4
Fluspirilene	Phenybutyl-piperidine	Aqueous suspension	1

haloperidol decanoate 이외에도 지난 30여 년 동안 10여 개가 넘는 다양한 약물이 개발되어 주로 유럽을 중심으로 사용되어 왔다. 이들은 탄소 사슬(carbon chain)을 이루는 지방산 및 사용된 용매(참기름, 코코넛 기름, Viscoleo)에 따라 몇 가지 범주로 나누어진다. 흥미로운 것은 1963년에 이미 수용성 용매를 사용한 fluspirilene이 제약회사 Janssen에 의해 개발되었다는 점이다. 이미 당시에도 수용성 용매를 쓰면 주사 시의 통증 및 자극 문제를 해결할 수 있다는 것이 알려져 있었다는 증거이나, 아쉽게도 fluspirilene은 매주 주사를 맞아야 되는 한계 때문에 역사의 뒤안길로 잊혀졌다.[2)]

2. 우리나라의 장기지속형 주사제 사용 실태

정형 항정신병 약물을 기반으로 한 고전적 장기지속형 주사제를 소위 데포(depot) 제제라 칭하기도 한다. 우리나라에서는 fluphenazine decanoate, flupenthixol decanoate, haloperidol decanoate가 사용된 적이 있으나 현재 시판되고 있는 약물은 "할돌 데카노아스®"라는 상품명으로 제약회사 Janssen에서 제조, 판매하는 haloperidol decanoate뿐이다. 이렇듯 우리나라에서 데포 제제의 도입이 제한적이었던 것은 미국의 영향이 크다. 다양한 데포 제제가 광범위하게 쓰이고 있는 유럽에서와는 달리 미국에서는

haloperidol decanoate 이외에 fluphenazine decanoate, fluphenazine enanthate만이 유일하게 사용되고 있으며 그 사용 빈도 또한 유럽보다 현저히 낮다. 물론 이렇게 사용 빈도에 차이가 나는 배경에는 임상의들의 개인적 성향뿐 아니라 교육, 선입관, 경제적 · 법률적 제한, 의료전달 시스템의 차이 등이 깊숙이 관여하고 있을 것으로 추측되며, 같은 유럽 국가 중에서도 영국, 스웨덴, 덴마크, 호주는 데포 제제 사용이 보편적임에 비해 프랑스에서는 매우 드물다.[3] 영국에서는 무려 50%에 가까운 환자가 데포 제제를 사용하지만, 미국에서는 10~20% 미만이며, 한국을 비롯한 아시아권은 더욱 그 빈도가 낮다. 전 세계적으로는 투약을 받는 환자 중 기껏해야 20% 미만이 데포 처방을 받고 있다.[4]

1997년에 이루어진 한 설문에서 국내 정신과 의사의 반수는 데포 사용 경험이 없었으며, 경험자라 할지라도 적용해 본 환자 수가 평균 7.3명으로 지극히 적었다.[5] 리스페리돈 장기지속형 주사제의 도입으로 말미암아 장기지속형 주사제가 다시금 주목받게 되긴 했지만 우리나라에서 장기지속형 주사제가 일반화되지 못하는 사정은 변함이 없다. 2009년 우리나라 정신과 의사 347명을 대상으로 조사한 바에 의하면 지난 1년간 한 번도 장기지속형 주사제를 사용하지 않은 의사가 18.2%에 달했으며, 20명 이상에게 처방한 의사는 5.8%에 지나지 않았다.[6]

3. 장기지속형 주사제의 화학구조적 특징

데포 제제는 기존 약물의 수산화기(−OH)에 에스터화(esterification)를 이용하여 탄소사슬이 긴 지방산(long-chain fatty acid)을 붙인 후 이를 지용성 용매에 녹여 만든다. 이렇게 지방산을 붙이면 원래 약물에 비해 지용성이 수천 배 이상 높아지며, 물에 잘 녹지 않기 때문에 용해 확산되어 나가는 속도를 현저히 늦출 수 있다. 이를 지용성 용매에 녹여 근육 내로 주사하면 수일에 걸쳐서 여러 지방 조직에 흡수되고 이로부터 혈액 내로 서서히 방출된다. 혈중에는 에스테라제(esterase)가 광범위하게 분포하기 때문에 방

그림 2-1 할로페리돌 데카노에이트 데포 주사제의 화학적 구조

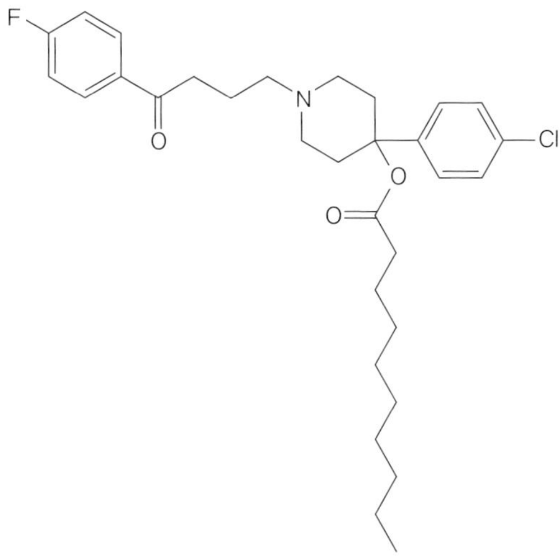

출된 약물은 즉시 지방산이 떨어져 활성 약물로 전환된다.

사용되는 지방산은 탄소가 10개인 decanoate와 7개인 enanthate가 가장 많이 쓰이며, 탄소가 36개인 palmitate도 드물게 사용된다. 에스터화를 위해선 활성약물에 수산화기(–OH)가 있어야 하는데, 이를 만족시키는 약물은 유감스럽게도 piperazine계, thioxanthine계 그리고 butyrophenone계뿐이다. Perphenazine은 piperazine계에 해당되며, flupenthixol은 thioxanthine계, 그리고 haloperidol은 butyrophenone계에 해당된다.[7]

에스터화된 약물을 녹이는 지용성 용매로는 참기름, 코코넛 기름과 함께 코코넛 기름을 정제한 viscoleo를 사용한다. 앞서 언급하였듯이 예외적으로 fluspirilene은 수용성 용매를 사용한다.

4. 장기지속형 주사제의 약물동역학

데포 주사는 투여된 후 서서히 방출되기 때문에, 매우 느린 흡수기(absorption phase)를 보인다. 따라서, 약물동역학적 속도결정단계(rate limiting step)는 제거기(elimination phase)가 아니라 흡수기(absorption phase)이며, 이 단계가 또한 항정 상태(steady state)를 확립하는 데 가장 중요한 단계라고 생각되고 있다. 흡수속도가 제거속도보다 느리기 때문에 데포 제제의 약동학은 시간-혈중농도 변화 커브의 하향 구간이 오히려 흡수상수(absorption constant)를 반영하는 flip-flop model을 따른다.[8] 최대 혈중농도에 도달하는 시간은 데포 제제의 종류에 따라서 다양하다.

경구용 제제에서와 같이, 데포 제제도 용량-혈중농도 관계는 개인마다 상당한 정도로 차이가 난다. 동일한 개인에게서도 그때그때에 따라 달라질 수 있다. 이에 비해, 데포 제제는 위장관 흡수에서의 변이, 간에서의 1차 효과(1st pass effect)를 피해 갈 수 있기 때문에, 경구제제보다는 용량-임상반응 간의 관계가 더 안정적이라는 주장이 있다.[9] Fluphenazine decanoate보다는 haloperidol decanoate가 용량-혈중농도의 관계가 더 안정적인데, 이는 haloperidol의 경우 대사물질이 적은 반면, phenothiazine 계열인 fluphenazine은 대사물질이 많아서 불안정할 것으로 추측된다.[10]

결론적으로 용량, 혈중농도와 임상적 반응 및 부작용 간의 상관관계는 너무나 많은 변수의 영향을 받기 때문에 딱 떨어지지 않는다. 용량 혹은 혈중농도에 있어 가장 약리효과가 큰 특정 구간(therapeutic window)이 있다는 주장도 있지만 보편적인 인정을 받지 못하고 있다. 또한 약동학의 차이 때문에 경구 항정신병 약물에 대한 자료를 데포 제제의 경우 그대로 사용할 수도 없다. 경험적으로 데포 제제를 상대적으로 낮은 용량만 투여해도 충분한 치료적 효과를 얻는 경우가 많은데, 이러한 차이가 약동학에 기인하는 것인지 아니면 약역학에 기인하는 것인지조차 분명하지 않다.

5. 장기지속형 주사제의 장점

장기지속형 주사제의 장점은 무엇보다도 순응도가 낮은 환자에게 안정되게 약물을 투여할 수 있다는 데 있다. 그러나 이외에도 임상의로서 간과할 수 없는 몇 가지 장점들이 있다.

환자의 입장에선 약을 매일 복용하지 않아도 되니, 신경 쓸 필요가 없어져서 생활이 자유로워질뿐더러 자신이 약물을 복용하고 있다는 사실을 덜 의식하게 되기 때문에 자존감 향상에 도움이 된다. 또한 주사를 맞을 때마다 좀 더 세밀한 의료진의 배려와 보살핌을 받게 되기 때문에 치료와 회복에 대한 의지를 굳힐 수 있다. 게다가 가족들과의 실랑이도 줄어들기 때문에 심리사회적 스트레스를 덜 수 있으며, 환자를 돌보는 보호자 입장에서도 복용 감시에 따른 책임감에서 벗어날 수 있다.

환자가 약 먹기를 꺼려하는 경우뿐 아니라, 환자가 약을 정확히 먹지 않는 경우 또한 정신질환 치료에 있어서 반드시 짚고 넘어가야 할 난관이다. 환자는 약을 먹었다고 하나 실제로는 용법을 제대로 지키지 않거나 매일

표 2-2 경구 투여제에 비하여 장기지속형 주사제가 갖는 장점과 단점

장점
• 치료 순응도가 높고, 특히 드러나지 않는 부분 순응 문제를 없앤다. • 재발징후를 좀 더 빨리 발견해 냄으로써 재발방지와 재입원 억제의 효과가 크다. • 소화장애가 없고, 간을 통한 first-pass metabolism의 영향을 받지 않는다. • 체내로 전달되는 약물 흡수가 안정적이며, 개인차에 따른 변이가 최소화된다. • 활성 약물의 체내 농도가 좀 더 일정하고 예측 가능하게 유지된다. • 체내 약물 농도의 최대치와 최저치 간의 차이가 줄어 부작용이 줄고 안전성이 확보된다. • 사고 혹은 고의에 의한 과다복용을 예방할 수 있다. • 치료진과 환자 간의 적극적인 상호작용을 증진한다.
단점
• 약을 끊어도 부작용이 지속될 수 있다. • 환자 입장에서는 강제로 약물을 투여받는다는 느낌이 든다. • 주사에 대해 거부감이 있을 수 있다. • 주사 부위의 통증이나 과민반응이 있을 수 있다.

복용하지 않는 부분 순응을 보일 때, 임상의는 환자가 보이는 반응이 현재의 처방 때문인지, 부분 순응 때문인지 전혀 알 수 없다. 장기지속형 주사제는 이런 우려를 종식시키며, 흔하진 않지만 과량복용으로 자살을 시도하는 경우를 원천적으로 막을 수 있다.

순응도와 직접적인 관계는 없지만, 경구 투여가 아니기 때문에 위장관에서의 흡수 문제, 간에서의 대사 문제에서 자유로우며 약물의 혈중농도를 비교적 일정하게 유지할 수 있는 장점을 갖는다. 개인 간의 변이 또한 최소화되어 용량과 혈중농도의 관계가 선형적으로 유지된다. 항정 상태(steady state)에 도달하는 데 걸리는 시간은 길지만 일단 도달하면 변동이 적기 때문에 최대농도(peak level)나 최소농도(trough level) 간의 차이가 최소화되어 소위 breakthrough psychosis를 예방할 수 있다.[4)]

6. 장기지속형 주사제의 단점

그렇다고 해서 장기지속형 주사제가 단점이 전혀 없다고 말하기는 곤란하다. 먼저 약물의 선택범위가 제한되며, 적정용량을 결정하기가 어렵다. 장기지속형 주사제로 나와 있는 약물은 극히 제한되어 있으며, 기존의 데포제제로는 우리나라에서 haloperidol decanoate밖에 시판되지 않기 때문에 해당 약물에 반응하지 않으면 대안이 없었다. 경구 약물에서 장기지속형 주사제로 전환하는 경우에는 환산관계가 명확하지 않기 때문에 용량을 결정하기가 쉽지 않다. 심지어 동일한 성분을 주사제로 전환하는 경우에도 용량 간의 명확한 관계를 나타내는 지침이 없기 때문에 시행착오를 거쳐 적정용량을 결정할 수밖에 없다.

약물의 부작용이 발생한 경우 즉시 용량을 줄일 수 없기 때문에 이에 대한 대처가 쉽지 않다. 항정 상태에 도달하기 위해서는 반감기의 4~5배 정도의 기간이 필요하며, 동시에 약물이 체내에서 완전히 빠져 나가는 데도 비슷한 시간이 걸린다. 이렇듯 약물 감량이나 교체가 어려워 부작용을 막기 위한 경구 약물을 투여한다면 매일 약을 먹지 않아도 되는 주사제의 고유한 장점이 빛을 잃게 된다. 그 밖에도 주사제 사용 초기에는 항정 상태에 도달할 때까지 보충적으로 경구 약물을 투여해야 하는 번거로움이 있는데, 이때도 마찬가지로 주사제의 고유한 장점을 살릴 수 없다.

더군다나 데포 제제는 정형 약물을 기반으로 제작되었기 때문에 정형 약물의 단점을 그대로 물려받고 있다. 추체외로 부작용의 빈번한 발생, 지연성 운동장애(Tardive Dyskinesia)의 위험은 주사제의 사용을 주저하게 만들었다. 몇몇 연구에서 데포 제제 사용 후 지연성 운동장애의 발생률이 30~60%로 보고되었으며, 경구 투여 시보다 더 위험이 높다는 주장이 있었다.[11] 추체외로 부작용 역시 데포 제제에서 더 많이 발생한다는 것이 임상의들의 인상이나 객관적으로 입증되지는 않았다.[12]

한편 주사 부위의 통증 및 발적, 소양증 등을 호소하는 경우가 많으며, 심할 때에는 덩어리가 잡혀 잘 없어지지 않기도 한다. 이들 약물이 지용성 용매를 사용하고 있기 때문에 특히 더 심하다. 이러한 부작용은 2~7% 내외로 보고되었으나, 환자 대부분이 통증을 호소한다는 보고도 있었다.[13]

기술적인 한계 역시 지적되었다. 비록 순응도가 낮은 경구 약제에 비해 일정한 혈중농도를 유지할 수 있다고는 하나, 이론적으로 혈중농도를 비롯한 약동학적 변수들이 전적으로 약물의 단순 확산(simple diffusion)에 의존하고 있기 때문에 이상적이진 못하다. 비만한 환자의 경우 주사제가 근육이 아니라 피하지방에 투여되면 약동학적 성질이 완전히 바뀌어 예측하기 어려워진다는 것 또한 신경을 쓰이게 하는 문제였다.

7. 경구 제제와 비교할 때의 장점

순응도가 떨어지는 환자에게 안정적으로 약물을 투여할 수 있는 장기지속형 제제가 과연 실제 임상에서 기대만큼 성과를 낼 수 있는가? 위에서 언급한 기술적 한계와 불편함에도 불구하고 장기지속형 제제를 적극 권장할 만한 근거가 있는가? 그 수가 많지는 않지만 장기지속형 제제를 경구 항

그림 2-2 약물치료에 따른 재입원의 상대위험도(relative risk). 성별, 연령, 발병연령, 이전 재발횟수, 추적기간 등 교란변수에 대해 보정한 수치[16)]

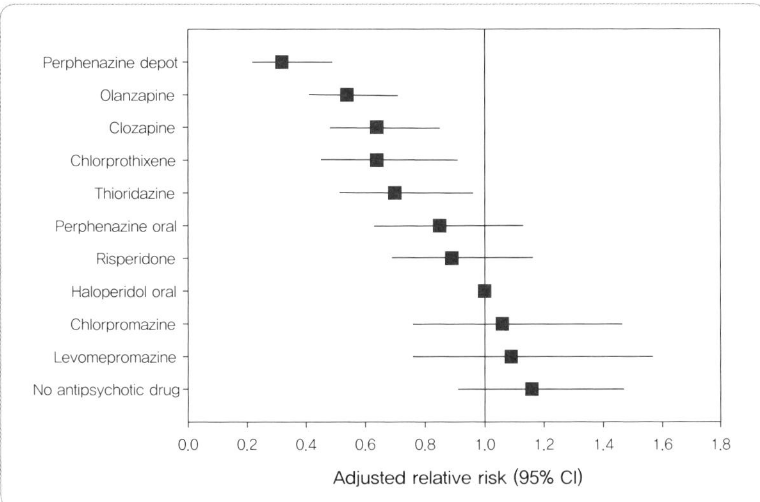

정신병 약물과 비교한 몇몇 메타 연구들은 일치되게 그럴 만한 가치가 있다고 결론짓는다. 6개의 이중맹검 연구 전체 520명의 환자 자료가 분석 대상이 된 메타 연구에서 재발률은 경구 약물(42%)에 비해 유의하게 데포 제제 투여군(27%)이 낮은 것으로 나타났다.[14)] 613명의 외래 환자를 대상으로 데포 제제 치료 전후를 비교한 거울상 연구(mirror image study)에서 총 재원일수는 데포 사용 전의 75,292일에서 사용 후 17,860일로 눈에 띄게 줄어들었다.[15)] 또한 2,230명의 환자를 대상으로 한 전향적 코호트 연구에서도 perphenazine 데포 제제를 사용한 군은 여타 경구 약물 사용군에 비해 재입원율과 중도 탈락률을 현저히 낮출 수 있는 것으로 나타났다.[16)]

8. 윤리적 문제

최근 우리나라를 비롯한 몇몇 국가에서 강제투약에 대한 윤리적 문제와 인권침해 여부에 대해 논의가 심도 있게 이루어지고 있다. 단순히 정신질환이 있다고 해서, 주변 주민들에게 불편감을 준다고 해서 강제적으로 치료를 받아야 하는가라는 문제는 대답하기 쉽지 않다. 지금까지의 의학적 입장은 환자가 합리적인 자기결정능력을 갖추지 못한 만큼 무엇보다 환자 자신의 이익을 위해 강제적으로라도 치료가 이루어져야 한다는 것이었다. 하물며 경구 투여약에 대해서도 이런 논란이 이어지는 현실이니, 주사제의 투여는 더더욱 윤리적 논란을 불러일으킨다. 장기지속형 주사제가 주로 투약에 거부적인 환자들에게 행해진 만큼, 비판론자들은 이것이 환자에게 수치심을 불러일으키고, 자기통제권을 박탈당했다는 인상을 줄 것이라 주장하였다. 언제든 자유 의지에 따라 약을 먹지 않겠다고 결정할 수 있다고 느끼는 것과, 이러한 자율권 자체가 허락되지 않는다고 느끼는 것은 근본적으로 다를 수밖에 없다.

비록 정작 환자들은 경구 약에 비해 데포 제제를 선호한다는 주장도 있었지만,[17] 치료가 강압적이라고 느낀 정도를 직접 면담을 통해 연구한 또 다른 연구에서, 데포 주사를 맞는 환자들은 경구 투여를 받는 환자들보다 자신들이 강압적인 치료를 받고 있다는 불만감을 더 느끼고 있는 것으로 나타났다. 결국 데포 투여를 결정할 때는 윤리적 문제가 항상 고려되어야 하며, 임상적 필요성에 의한 임상의의 독단적인 결정보다는 최대한 환자를 설득하고 환자의 의견이 적극적으로 반영된 상태에서 결정이 내려져야 할 것이다.[18]

9. 장기지속형 주사제에 대한 임상의의 태도

데포 제제가 순응도 문제를 근본적으로 해결해 주며 이외에도 많은 장점을 지니고 있지만, 임상가들에게 광범위하게 받아들여지지 못했으며, 여전히 임상에서 외면되고 있다. 무슨 이유 때문일까? 이미 1960년대부터 사용되어 왔으니 경험이 부족한 것도 아니고, 또 효용과 부작용에 대한 연구가 부족한 것도 아닌 셈이니, 그 이유는 의학 외적 요인에서 찾아봐야 할 것이다.

아마도 장기지속형 주사제의 사용실적이 낮은 가장 주요한 요인으로 임상의의 막연한 거부감을 손꼽아야 할 것이다. 이는 우리나라뿐만이 아닌 세계적으로 공통된 현상이다. 특히 정신과 의사들은 주사제라는 투여형식이 강압적이며 인권침해의 우려가 있고, 시대에 뒤떨어졌으며, 정신과 환자라는 낙인을 강조한다고 여기고 있다. 한편 국내 정신과 의사를 대상으로 행해진 인식조사결과를 보면, 국내에서 장기지속형 주사제를 꺼리는 가장 큰 이유는 경구 약에도 비교적 순응도가 좋은데 굳이 바꿀 필요를 못 느낀다는 것이었다. 이외에 초발 환자에서 주사제를 사용하기 내키지 않는다, 약이 너무 비싸고 보험적용 기준이 까다롭다는 것이 주요 요인으로 지목되었다.[6)] 이 중 비용과 관련된 두 요인은 모두 리스페리돈 장기지속형 주사제와 관련된 요인이니만큼, 부정적 견해는 주로 특별한 필요성을 못 느낀다는 점으로 요약할 수 있다. 이러한 반응은 임상의들이 담당 환자의 순응도를 과대평가하고 있는 것 아닌가 하는 우려를 자아낸다. 특이할 만한 것은 젊은 연령의 정신과 의사일수록 주사제를 처방하는 비율이 높게 나타나고 있어서, 최근 전문의 교육이 순응도 문제를 좀 더 심각하게 강조하고 있으며 경구약으로도 충분하다는 기존 세대의 견해가 점점 바뀌고 있음을 보여 준다.

이 연구에서 표면에 드러나지는 않았지만, 또 다른 이유는 환자에게 주사제를 권유하면 어렵게 쌓아 올린 라포를 무너뜨릴 것이라는 의사의 우려이다. 의사나 환자 모두 약은 정제나 캡슐로 되어 입으로 먹는 것이라는 관념이 너무나 뿌리 깊게 박혀 있으며, 주사제는 특별히 심한 환자나 맞는 것이라고들 생각한다. 실제로 경구 혈당 강하제와 인슐린 주사를 놓고 보았을 때도 주사제에 대한 막연한 거부감 때문에 인슐린 주사로 전환하는 데 애를 먹는다. 인슐린 경구 제제를 개발하는 데 많은 투자가 이루어지고 있는 것을 보면 주사제에 대한 막연한 거부감은 전 세계 공통적인 현상인 것 같다.[19), 20)]

인슐린 주사 역시 마찬가지이지만, 한번 주사를 맞기 시작하면 평생 약을 끊지 못할 것이라는 선입견 또한 크게 자리하고 있다. 환자들은 어떻게

든 자신의 병이 심각하지 않다는 식으로 덮어 버리려는 경향이 있으며, 유일한 희망은 약을 끊는 것이다. 따라서 주사제를 맞는 것은 자신이 중증환자임을 인정하는 것이라 여긴다. 그들은 또한 언제든지 자신이 필요 없다고 생각하면 약을 안 먹을 수 있다는 것을 중요한 권리로 간직하고 싶어한다. 주사제를 맞는다는 것은 이러한 통제력을 상실한 것이요 자존심의 상처로 받아들인다. 환자들이 실제로 이렇게 생각하는 지와는 별개로, 임상의들 스스로 "나 같아도 그렇게 느낄 것이니, 환자들 역시 마찬가지일 것이다."라는 가정 하에 지레 환자에게 미안한 감을 갖기 때문에, 더더욱 선뜻 주사제를 권유하는 데 곤란을 겪는다.

그러나 이런 통념과는 달리, 일단 환자들이 장기지속형 주사제에 익숙해지면 경구 약보다 선호한다는 연구결과가 꽤 있다. 이런 환자들은 주사를 맞지 않는 나머지 시간 동안 좀 더 정상적이고 활동적인 생활을 할 수 있다고 답했으며, 마치 주사만 맞으면 재발을 신경 쓰지 않아도 된다는 식으로 받아들이고 있었다.[21] 하지만 이런 현상이 단지 환자들이 변화를 싫어하기 때문이라는 주장도 있어서 논란의 여지가 있다.[22]

결국 지금까지의 경험을 요약해 보면 임상의든 환자든 주사제를 꺼리는 것은 주사제 자체에 대한 거부감보다는 변화에 대한 거부감이나 두려움에 더 원인이 있는 것 같다. 그 증거로 환자가 원했든 원하지 않았든 일단 주사제로 바꾸고 몇 개월이 지나 새로운 제형에 익숙해진 환자들이 의외로 주사제에 긍정적인 평가를 하며, 오히려 다시 경구약으로 바꾸는 것을 꺼려한다는 점을 들 수 있다. 이러한 사실은 임상의에게 시사하는 바가 크다. 결국 주사제라는 낯선 제형에 대해 선뜻 손이 가지 않는 것은 익숙하지 않기 때문이라는 증거인 셈이다. 일단 임상의부터 익숙해지기 시작하면 환자에게 좀 더 자신 있게 설득할 수 있을 것이며, 환자들 역시 경험을 통해 필요 없는 선입관을 덜게 될 것이다.

참고문헌

1) Simpson GM. A brief history of depot neuroleptics. J Clin Psychiatry 1984; 45: 3-4.

2) Chouinard G, Annable L, Steinberg S. A controlled clinical trial of fluspirilene, a long-acting injectable neuroleptic, in schizophrenic patients with acute exacerbation. J Clin Psychopharmacol 1986; 6: 21-26.

3) Dencker SJ, Axelsson R. Optimising the use of depot antipsychotics. CNS Drugs 1996; 6: 367-381.

4) Nasrallah HA. The case for long-acting antipsychotic agents in the post-CATIE era. Acta Psychiatr Scand 2007; 115: 260-267.

5) 김병로, 강윤형, 홍경수, 유범희, 김승태. 정신분열병의 약물 유지치료 현황: 서울, 경기 일원의 정신과 임상의들의 의견. 신경정신의학 1997; 36: 43-54.

6) 박한선, 배승민, 유재홍, 김수인, 임원정. 국내 정신과 의사의 항정신병 약물 장기지속형 주사제 처방에 대한 인식조사. 신경정신의학 2009; 48: 1324-1334.

7) Taylor D. Psychopharmacology and adverse effects of antipsychotic long-acting injections: a review. The British Journal of Psychiatry 2009; 195: S13.

8) Jann MW, Ereshefsky L, Saklad SR. Clinical pharmacokinetics of the depot antipsychotics. Clin Pharmacokinet 1985; 10: 315-333.

9) Ereshefsky L, Saklad SR, Jann MW, Davis CM, Richards A, Seidel DR. Future of depot neuroleptic therapy: pharmacokinetic and pharmacodynamic approaches. J Clin Psychiatry 1984; 45: 50-59.

10) Marder SR, Hubbard JW, Van Putten T, Midha KK. Pharmacokinetics of long-acting injectable neuroleptic drugs: clinical implications. Psychopharmacology (Berl) 1989; 98: 433-439.

11) Bhanji NH, Chouinard G, Margolese HC. A review of compliance, depot intramuscular antipsychotics and the new long-acting injectable atypical antipsychotic risperidone in schizophrenia. Eur Neuropsychopharmacol 2004; 14: 87-92.

12) Adams CE, Fenton MK, Quraishi S, David AS. Systematic meta-review of depot antipsychotic drugs for people with schizophrenia. Br J Psychiatry 2001; 179: 290-299.

13) Reinke M, Wiesert KN. High incidence of haloperidol decanoate injection site reactions. J Clin Psychiatry 1992; 53: 415-416.

14) Schooler NR. Relapse and rehospitalization: comparing oral and depot antipsychotics. J Clin Psychiatry 2003; 64 Suppl 16: 14-17.

15) Davis JM, Matalon L, Watanabe MD, Blake L, Metalon L. Depot antipsychotic drugs. Place in therapy. Drugs 1994; 47: 741-773.

16) Tiihonen J, Wahlbeck K, Lonnqvist J, Klaukka T, Ioannidis JP, Volavka J, et al. Effectiveness of antipsychotic treatments in a nationwide cohort of

patients in community care after first hospitalisation due to schizophrenia and schizoaffective disorder: observational follow-up study. BMJ 2006; 333: 224.

17) Walburn J, Gray R, Gournay K, Quraishi S, David AS. Systematic review of patient and nurse attitudes to depot antipsychotic medication. Br J Psychiatry 2001; 179: 300-307.

18) Patel M, de Zoysa N, Bernadt M, Bindman J, David A. Are depot antipsychotics more coercive than tablets? J Psychopharmacol 2009. [In press]

19) Elsayed A, Remawi MA, Qinna N, Farouk A, Badwan A. Formulation and characterization of an oily-based system for oral delivery of insulin. Eur J Pharm Biopharm 2009; 73: 269-279.

20) Damge C, Socha M, Ubrich N, Maincent P. Poly(epsilon-caprolactone)/eudragit nanoparticles for oral delivery of aspart-insulin in the treatment of diabetes. J Pharm Sci 2010; 99: 879-889.

21) Svedberg B, Backenroth-Ohsako G, Lutzen K. On the path to recovery: patients' experiences of treatment with long-acting injections of antipsychotic medication. Int J Ment Health Nurs 2003; 12: 110-118.

22) Patel M, De Zoysa N, Bernadt M, David A. Depot and oral antipsychotics: patient preferences and attitudes are not the same thing. J Psychopharmacol 2009; 23: 789-796.

제 3 장 리스페리돈 장기지속형 주사제 (리스페달 콘스타®)

- 1. 리스페리돈 장기지속형 주사제의 개발 배경
- 2. 리스페리돈 장기지속형 주사제의 시판과 도입과정
- 3. 리스페리돈 장기지속형 주사제와 기존 데포 제제의 차이점
- 4. 리스페리돈 장기지속형 주사제의 특수한 약제 제조 기술
- 5. 리스페리돈 장기지속형 주사제의 약물동역학적 특징
- 6. 리스페리돈 장기지속형 주사제의 약물약역학적 특징
- 7. 리스페리돈 장기지속형 주사제의 약물상호작용

1. 리스페리돈 장기지속형 주사제의 개발 배경

비록 장기지속형 주사제의 장점에 대해 임상의들 사이에 의견의 일치가 이루어지고 있었지만, 기존 데포 제제의 최대 단점인 추체외로 증후군과 지연성 운동장애의 위험은 이들이 정형 항정신병 약물에 기반하고 있는 이상 해결될 수 없는 문제였다.

이런 상황 하에서 1990년대 들어 비정형 항정신병 약물이 시장에 진입하기 시작하였고, 소위 데포 주사제의 사용은 현저히 급감하였다. 효과나 부작용 면에서 우수하기 때문인 것도 있지만, 이들 약물이 부작용이 적고 환자들이 선호하기 때문에 데포 제제에 의존하지 않더라도 순응도 문제가 자연히 해결되리라 기대했기 때문이었다. 환자들의 약물에 대한 태도를 조사한 여러 연구를 보면 분명히 환자들은 정형 약물에 비해 비정형 약물에 높은 점수를 주고 있었다. 그러나 문제는 환자들이 아무리 비정형 약물에 대해 긍정적인 평가를 한다고 해도 순응도 문제는 별로 나아지지 않았다는 점이다. CATIE 연구 결과 비정형 약물을 쓴 경우라도 무려 74%의 환자들이 18개월 내에 이런 저런 이유로 중도에 약을 끊는 것으로 나타났으며, 이는 대부분 재발이나 재입원으로 이어졌다. 결국 순응도 문제는 단순히 부작용을 줄여 해결될 일이 아니었던 셈이다. 우수한 약이 도입된 만큼 순응도 부족으로 인해 약물의 혜택을 충분히 보지 못하는 것은 더더욱 안타깝다.[1)]

비순응의 문제는 복잡한 행동패턴 및 동기와 관련된 문제이기 때문에 아무리 효과나 부작용 프로파일이 우수한 약물이 개발된다 해도 쉽게 해결되지 않는다.[2)] 임상의들은 이를 깨닫고 나서 다시금 장기지속형 주사제를 주목하게 되었고, 이러한 주목 속에 최초의 비정형 장기지속형 주사제로 개발된 약물이 리스페리돈 장기지속형 주사제였다. 이론적으로 리스페리돈 장기지속형 주사제는 추체외로 증후군과 지연성 운동장애라는 장기지속형 주사제의 최대 단점을 해결했고, 게다가 수용성이라는 기술적 혁신을 통해 환자에게 더욱 편안하게 다가갈 수 있는 이상적인 약제였다.[3)]

2. 리스페리돈 장기지속형 주사제의 시판과 도입과정

리스페리돈 장기지속형 주사제는 제약회사 Janssen에서 개발되어 리스페달 콘스타®라는 상품명으로 2002년 유럽에서, 2003년에서는 미국에서 발매가 시작되었다. Haloperidol decanoate를 통해 장기지속형 주사제 시장에서 입지를 다져온 Janssen이 비정형 약물의 장기지속형 주사제 개발에 앞장선 것은 어쩌면 당연한 일일 것이다. 한국에는 2005년에 발매가 시작되었으며, 현재 25, 37.5mg이 시판되고 있다. 리스페리돈 장기지속형 주사제는 발매 당시부터 큰 주목을 받았으나, 경구 약에 비해 가격이 매우 높아 시장 진입에 난항을 겪었다. 2006년 기준으로 전 세계 매출은 약 8억 7,000만 달러 정도였는데, 이는 같은 해 경구 약 매출의 1/4 정도에 이른다. 우리나라에서도 초기엔 보험 적용 기준이 까다로워 어려움을 겪었으나, 현재는 사용이 비교적 손쉬워졌다.

2007년 미국 FDA에서는 간이나 신장질환을 동반한 특수 환자군에 유용하게 사용될 수 있도록 12.5mg이 새로 도입되었으며, 2009년에는 역시 미

그림 3-1 각 국가별 전체 리스페리돈 매출 대비 리스페리돈 장기지속형 주사제의 매출 점유율

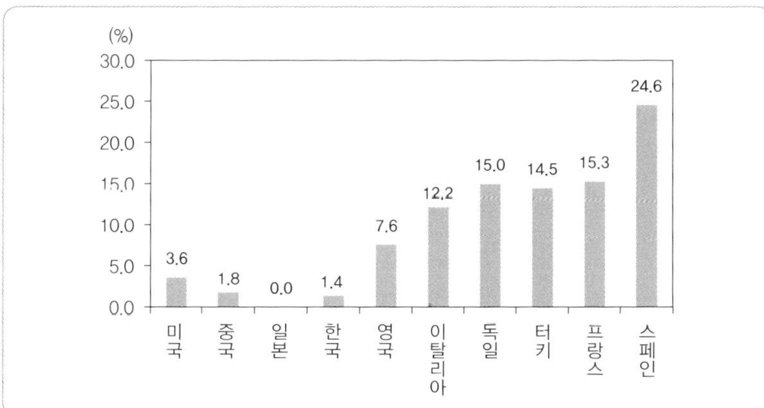

국 FDA에서 양극성 장애에 유지요법 시 단독 혹은 병용요법 제제로 적응증을 인가받았다. 더불어 2008년 이후에는 좀 더 얇고 짧은 주사바늘을 이용하여 엉덩이 근육이 아니라 어깨의 삼각근에 주사하는 방법이 추가됨으로써 투여가 좀 더 용이해졌다.[4)]

리스페리돈 장기지속형 주사제의 최대 약점은 2주마다 한 번씩 맞아야 한다는 것이다. 보통 한 달마다 한 번씩 의사를 만나러 간다는 한국에서의 임상관행 하에서 2주마다 다닌다는 것은 은근한 걸림돌이 되어 왔다. Janssen사는 이에 4주마다 투여할 수 있는 개량된 제제를 개발 중에 있었으나, paliperidone(인베가®)이라는 신제품으로 마케팅의 초점이 옮겨지면서 아쉽지만 이 개발 계획은 중단되었다. 그러나 양극성 장애에 적응증을 얻는 등 당분간 장기지속형 주사제의 핵심적 위치를 놓지 않을 것으로 보인다.

한편 2009년 미국 FDA는 역시 Janssen에서 개발하고 인베가 서스테나® 라는 상품명으로 도입된 paliperidone palmitate 성분의 장기지속형 주사제를 허가하였다. 이 약물은 리스페리돈 장기지속형 주사제와는 달리 4주에 한 번씩 맞아도 충분하기 때문에 투약이 훨씬 더 용이해졌고, 기존의 장기지속형 주사제 보급을 더디게 하던 환자나 임상의의 거부감을 상당히 해소시킬 수 있을 것으로 기대를 모으고 있다.[5)]

이외에도 항정신병 약물 시장에 도입된 장기지속형 주사제로는 Lilly에서 개발한 올란자핀 기반의 Zypadhera®가 있다. 이 약은 2008년 유럽에서 시판되기 시작하였는데, 드물게 주사를 맞은 후 의식을 잃을 정도의 심각한 진정상태가 초래되는 경우가 나타났다. 이 현상은 Olanzapine LAI Post-Injection Syndrome이라고 명명되었으며, 1.4% 정도의 환자에게서 발생하였다. 이 때문에 주사를 맞은 후 일정 시간 동안 집중 관찰을 해야 할 필요성이 제기되었고, 이는 투여의 용이성을 심히 저해하고 있다.[6)]

그 밖에 aripiprazole의 장기지속형 주사제가 개발 중이나 시장에 도입될 시기는 아직 정해지지 않았다.

3. 리스페리돈 장기지속형 주사제와 기존 데포 제제의 차이점

① 데포 제제는 지용성 용매에 녹아 있는 상태로 시판, 보관, 주사되는 반면, 리스페리돈 장기지속형 주사제는 약제가 든 미세입자(microsphere)를 수용성 용매에 부유시켜 사용하기 때문에, 주사 직전에 약제를 용매에 혼합시키는 복잡한 과정이 필요하다.

② 약제는 냉장보관해야 한다.

③ 미세입자가 파괴되지 않도록 특수하게 제조된 주사바늘을 사용해야 한다.

④ 주사를 맞기 시작한 후 치료농도에 도달하기까지 3~4주 이상 걸리기 때문에 그동안에는 기존 항정신병 약물을 그대로 복용하거나, 혹은 경구 리스페리돈을 보충해야 한다.

⑤ 한 바이알에 있는 약제를 완전히 다 써야 하기 때문에, 데포 제제에 비해 용량조절의 융통성이 떨어진다.

⑥ 기존 데포 제제가 대체로 4주 간격으로 맞고, 또 용량 조절을 통해 주사 맞는 간격에 융통성을 발휘할 수 있었던 반면, 리스페리돈 장기지속형 주사제는 그 간격이 2주로 짧으며, 약물동역학적 특성 때문에 그 간격을 조절할 수 없다.

4. 리스페리돈 장기지속형 주사제의 특수한 약제 제조 기술

리스페리돈 장기지속형 주사제는 비정형 약제인 리스페리돈을 기반으로 장기지속형 주사제를 만들었다는 것 외에도, 수용성 약제를 사용함으로써 환자에게 통증을 줄이고 좀 더 약동학적으로 안정되게 약물을 전달하기 위해 Medisorb 약물전달기술이라는 신기술을 응용하고 있다.

Medisorb 약물전달기술은 미국 Alkermes사의 특허기술로 이 기술의 핵심은 활성약물을 polylactide co-glycolide(PLG)라는 성분으로 이루어진 미세입자(microsphere) 속에 주입하는 것이다. 각각의 미세입자는 직경이 1/10mm 정도로 대충 머리카락 두께 정도다. PLG는 생체에 들어가면 시간이 지나면서 일정한 속도로 lactic acid와 glycolic acid로 가수분해되고 종국에는 CO_2와 물로 배설되기 때문에 인체에 아무런 잔류물을 남기지 않는다. 이러한 PLG 미세입자를 생리식염수에 부유시켜 주사하면, 맨 먼저 미세입자가 체내 수분을 삼투압으로 빨아들여 부풀어오르는데 이때 소량의 약물이 방출된다. 좀 더 시간이 지나면, 가수분해가 시작되고 미세입자의 폴리머 구조가 붕괴되면서 내부의 약물이 방출되는데 이 속도는 미세입자의 생명이 다할 때까지 거의 일정하게 유지된다. 폴리머 구조의 붕괴는 체내에 주사된 지 2주는 지나야 본격적으로 일어나기 때문에 역시 활성약물이 본격적으로 방출되는 것도 최소 2주가 지나야 가능해진다. 이 때문에 적어도 처음 주사맞은 지 4주는 지나야 치료농도에 도달하게 된다.[7)]

한편 2009년 새로이 미국 FDA의 인가를 받은 인베가 서스테나®는

그림 3-2 리스페리돈 장기지속형 주사제의 시간 경과에 따른 분해와 활성약물 배출 기전

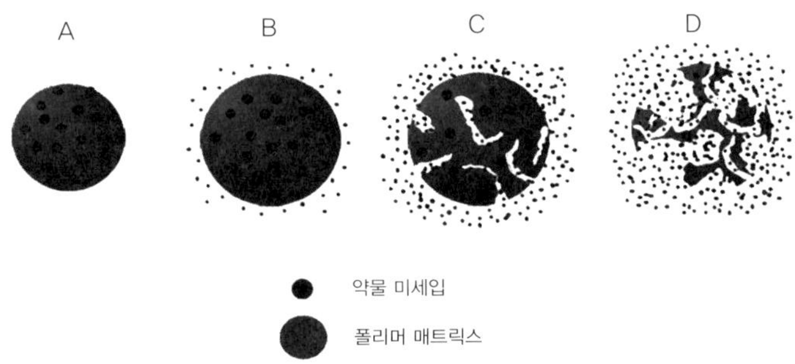

A(1주): 삼투압에 의해 미세입자가 팽창되면서 표면에 붙어 있던 소량의 약물이 떨어져 나감
B(2주): 활성약물 작용 시작
C(3주): 미세입자의 폴리머 메트릭스가 붕괴되면서 약제가 본격적으로 방출되기 시작
D(4주): 치료 농도에 진입

Medisorb 기술이 아닌 Elan Drug Technology사의 NanoCrystal 기술을 사용하고 있다. 이 기술은 물에 잘 녹지 않는 약물을 직경 2,000 nanometer 이하의 입자로 제조함으로써 수용성을 수백 배 이상 증가시킨다. 기존의 Medisorb 미세입자는 수분에 닿으면 붕괴가 시작되기 때문에, 주사하기 직전 현탁액을 조제해야 하며, 미세입자의 손상을 막기 위해 20게이지의 특별히 제조된 주사바늘을 통해 주사해야 하는 등 절차상에 까다로운 점이 있었다. 그러나 NanoCrystal 기술을 이용한 인베가 서스테나®는 좀 더 가느다란 주사바늘을 사용하며 주사 직전 현탁액을 제조해야 할 필요 없이 NanoCrystal Colloidal Dispersion®로 안정하게 운반, 보관이 가능하다. 이에 따라 기존의 데포 제제처럼 4주마다 한 번 주사가 가능하며, 또한 용량이나 주사 간격 등에 좀 더 융통성을 발휘할 수 있을 것으로 기대된다.

5. 리스페리돈 장기지속형 주사제의 약물동역학적 특징

거듭 언급되듯이 리스페리돈 장기지속형 주사제의 존재 이유는 독특한 약물동역학적 성질에 있다. 이를 이해하지 못하면 제대로 된 효과를 꾀할 수 없다 해도 과언이 아니다. 리스페리돈 장기지속형 주사제를 주사했다고 해서 바로 약제의 효과가 나타나는 것은 아니다. 아니 약 3주 동안은 약제가 거의 혈중으로 방출되지 않는다(그림 3-3). 주사 직후 24시간 내에 방출되는 활성약제는 수분을 빨아들인 미세입자의 팽창에 의한 것이며 그 양은 전체 약제의 1%도 되지 않는다. 이후 약물이 거의 방출되지 않는 잠복기를 거쳤다가 3주가 지나면 본격적인 방출이 일어나기 시작한다. 만약 2주마다 계속 주사를 맞는다면 최대농도에 도달하는 데는 4주에서 6주가 걸리며, 6~8주 사이에 항정 상태에 도달한다.[8, 9]

문헌에서는 보통 리스페리돈과 그 대사산물은 9-OH-risperidone을 합쳐서 활성성분(active moiety)이라고 부르며 약물동역학적 자료를 기술할

그림 3-3 리스페리돈 장기지속형 주사제 25mg을 1회 주사했을 때 활성성분 혈중농도의 시간경과에 따른 변화양상

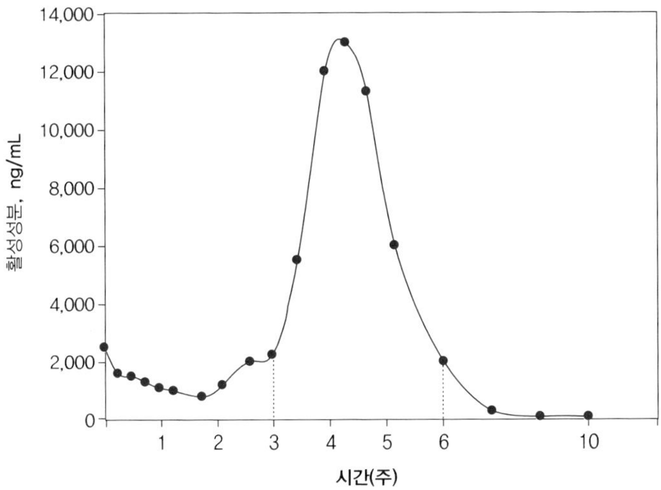

활성성분: risperidone + 9-OH-risperidone

그림 3-4 리스페리돈 장기지속형 25mg을 2주마다 반복해서 주사했을 때 활성성분 혈중농도의 시간경과에 따른 변화양상[10)]

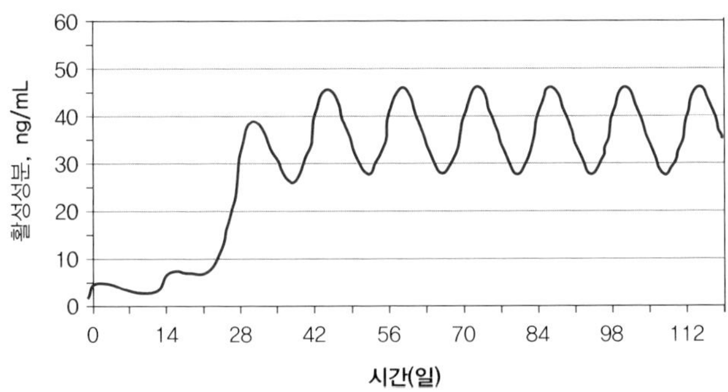

활성성분: risperidone + 9-OH-risperidone

때는 활성성분의 농도를 이야기한다. 리스페리돈 장기지속형 주사제를 비롯한 장기지속형 주사제들은 최대농도(peak concentration)와 최소농도(trough concentration) 간의 변동폭이 작다는 것을 또 다른 특징으로 갖는데, 등가용량에서 경구 약물에 비해 최대농도가 25~32% 낮으며, 최대농도와 최소농도의 차이는 30~40% 더 적다.[7] 이 때문에 불필요하게 고농도에 노출되는 것을 막아 부작용을 줄이며, 비교적 일정하게 약효를 유지할 수 있다는 장점을 갖는다.

6. 리스페리돈 장기지속형 주사제의 약물약역학적 특징

경구 리스페리돈의 최적 용량은 보통 1일 3~4mg으로 받아들여지고 있다. 이 용량에서 활성성분의 혈중농도는 약 18ng/mL 정도가 되며, 선조체 도파민 D_2 수용체 차단율은 약 70%에 도달한다. 잘 알려져 있다시피 항정신병 약물이 제대로 효과를 내려면 선조체 도파민 D_2 수용체 차단율이 약 65~80% 정도가 되어야 하므로,[11] 1일 3~4mg 정도를 최적용량으로 보는 것은 이론상 타당하다.[12]

동일한 방식으로 리스페리돈 장기지속형 주사제의 최적용량을 찾기 위해 Remington 등[13]은 각기 다른 용량에서 도파민 D_2 수용체 차단율은 조사하였다. 그 결과 비록 25mg 투여군에서 주사 직전 D_2 차단율이 54%까지 떨어지기도 했지만 50mg 군과 75mg 군에서는 주사 직전이든 직후든 이상적 차단율인 65~80% 범위에서 벗어나지 않았으며, 25mg 투여군에서도 주사 직후에는 71%까지 차단율이 올라갔다. 따라서 D_2 차단율로만 보면 25mg이나 50mg 정도의 용량이면 최적의 효과를 볼 수 있다고 간주할 수 있다. 흥미로운 것은 용량에 따른 활성성분 혈중농도 자료를 보았을 때, 25mg 투여 후 기대되는 혈중농도는 약 18ng/mL인데 이는 경구 리스페리돈 2mg을 투여했을 때의 기대치 32.9ng/mL보다 훨씬 낮다는 것이다.[7] 다시 말하면 리스페리돈 장기지속형 주사제를 사용했을 때는 훨씬

표 3-1 리스페리돈 장기지속형 주사제를 고정 용량으로 사용한 두 가지 임상연구(RIS-USA-121, RIS-INT-57)의 종료시점에서 나타난 투여 용량에 따른 활성성분의 혈중농도[14)]

연구	연구기간	용량(mg)	활성성분의 혈중농도 (ng/mL) (mean±S.D)
RIS-USA-121	12주	25	18.7±9.23
		50	35.5±18.7
		75	44.7±20.6
RIS-INT-57	1년	25	18.1±16.1
		50	32.2±18.0
		75	47.4±27.6

활성성분: risperidone + 9-OH-risperidone

낮은 혈중 활성성분 농도로도 충분한 도파민 D_2 수용체 차단을 할 수 있다. 아마도 이는 혈중농도 변동폭이 작고 비교적 안정되게 농도를 유지하는 특징 때문인 것으로 보인다.

7. 리스페리돈 장기지속형 주사제의 약물상호작용

리스페리돈 장기지속형 주사제의 약물상호작용은 경구약과 크게 차이 나지 않는다. 이론적으로는 CYP2D6로 대사되는 할로페리돌, 클로르프로마진, 플루옥세틴, 파록세틴은 리스페리돈의 혈중농도를 올리며, 카바마제핀은 그 반대 작용을 한다. 그러나 CYP2D6에 의한 대사 산물인 9-OH-risperidone 역시 유사한 약리작용을 나타내기 때문에 이로 인한 임상적 차이는 발생하지 않는다. 주로 많이 병용 투여되는 선택적 세로토닌 재흡수 억제제(SSRI)와의 심각한 상호작용은 보고가 거의 없으며, 벤라팍신이 리스페리돈 청소율에 영향을 준다고 되어 있다. 리튬과 병용했을 때 종종 항정신병 약물 악성증후군이나 섬망이 발생했다는 보고가 있기 때문에 유의할 필요가 있다.[15)] 클로자핀과 병용할 때에는 리스페리돈의 청소율이 떨어져 리스페리돈의 농도가 상승할 우려가 있다. 항치매약 중 도네페질은 같은 2D6로 대사되므로 신경 쓸 필요가 있는 반면, 리바스티그민은 간의

에스테라제(esterase)에 의해 주로 대사되므로 별 영향이 없을 것으로 예상된다.[16)]

참고문헌

1) Lieberman JA, Stroup TS, McEvoy JP, Swartz MS, Rosenheck RA, Perkins DO, et al. Effectiveness of antipsychotic drugs in patients with chronic schizophrenia. N Engl J Med 2005; 353: 1209-1223.

2) Weiden PJ. Understanding and addressing adherence issues in schizophrenia: from theory to practice. J Clin Psychiatry 2007; 68 Suppl 14: 14-19.

3) Fleischhacker WW, Eerdekens M, Karcher K, Remington G, Llorca PM, Chrzanowski W, et al. Treatment of schizophrenia with long-acting injectable risperidone: a 12-month open-label trial of the first long-acting second-generation antipsychotic. J Clin Psychiatry 2003; 64: 1250-1257.

4) Saxena A, Grace J, Olympia JL, Trigoboff E, Watson T, Cushman S, et al. Risperidone long-acting injections: successful alternative deltoid muscle injections for refractory schizophrenia. Psychiatry (Edgmont) 2008; 5: 40-42.

5) Hough D, Gopal S, Vijapurkar U, Lim P, Morozova M, Eerdekens M. Paliperidone palmitate maintenance treatment in delaying the time-to-relapse in patients with schizophrenia: a randomized, double-blind, placebo-controlled study. Schizophr Res; 116: 107-117.

6) Citrome L. Olanzapine pamoate: a stick in time? A review of the efficacy and safety profile of a new depot formulation of a second-generation antipsychotic. Int J Clin Pract 2009; 63: 140-150.

7) Eerdekens M, Van Hove I, Remmerie B, Mannaert E. Pharmacokinetics and tolerability of long-acting risperidone in schizophrenia. Schizophr Res 2004; 70: 91-100.

8) Kelleher JP, Centorrino F, Albert MJ, Baldessarini RJ. Advances in atypical antipsychotics for the treatment of schizophrenia: new formulations and new agents. CNS Drugs 2002; 16: 249-261.

9) Keith S. Use of long-acting risperidone in psychiatric disorders: focus on efficacy, safety and cost-effectiveness. Expert Rev Neurother 2009; 9: 9-31.

10) Chue P. Long-acting risperidone injection: efficacy, safety, and cost-effectiveness of the first long-acting atypical antipsychotic. Neuropsychiatr Dis Treat 2007; 3: 13-39.

11) Pani L, Pira L, Marchese G. Antipsychotic efficacy: relationship to optimal D2-receptor occupancy. Eur Psychiatry 2007; 22: 267-275.

12) Nyberg S, Eriksson B, Oxenstierna G, Halldin C, Farde L. Suggested minimal

effective dose of risperidone based on PET-measured D2 and 5-HT2A receptor occupancy in schizophrenic patients. Am J Psychiatry 1999; 156: 869-875.

13) Remington G, Mamo D, Labelle A, Reiss J, Shammi C, Mannaert E, et al. A PET study evaluating dopamine D2 receptor occupancy for long-acting injectable risperidone. Am J Psychiatry 2006; 163: 396-401.

14) Medori R, Mannaert E, Grunder G. Plasma antipsychotic concentration and receptor occupancy, with special focus on risperidone long-acting injectable. Eur Neuropsychopharmacol 2006; 16: 233-240.

15) Bourgeois JA, Kahn DR. Neuroleptic malignant syndrome following administration of risperidone and lithium. J Clin Psychopharmacol 2003; 23: 315-317.

16) Bhana N, Spencer CM. Risperidone: a review of its use in the management of the behavioural and psychological symptoms of dementia. Drugs Aging 2000; 16: 451-471.

제 4 장 리스페리돈 장기지속형 주사제의 효과

1. 리스페리돈 장기지속형 주사제의 주요 임상연구

리스페리돈 장기지속형 주사제가 미국 FDA에서 승인을 받은 데 결정적인 역할을 한 연구는 2003년에 발표된 RIS-USA-121이라는 연구다.[1] 이 연구 400명의 정신분열병 환자가 참여하였으며, 이들은 이중맹검 무작위 선정을 통해 네 군으로 나누어져 각각 리스페리돈 장기지속형 주사제 25, 50, 75mg과 위약을 12주에 걸쳐 2주에 한 번씩 투여받았다. 효과를 측정하는 주된 변수는 PANSS 총점이었다.

연구가 끝난 12주 후에 위약군에서 PANSS 총점은 연구시작 전보다 오히려 2.6점 상승한 데 비해 리스페리돈 장기지속형 주사제 투여군은 25,

그림 4-1 리스페리돈 장기지속형 주사제를 12주 동안 투여하고 난 후 측정한 PANSS 총점의 변화[1]

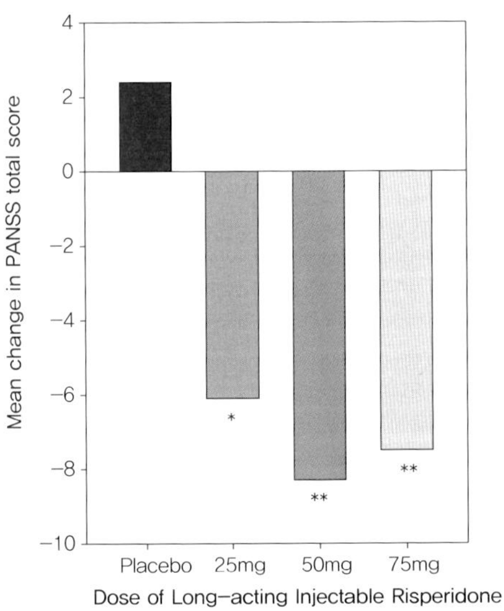

무작위로 나누어진 4개의 군에 이중맹검으로 위약과 리스페리돈 장기지속형 주사제를 각각 25, 50, 75mg씩 2주마다 투여한 후 12주가 지났을 때 측정함. 별표는 위약군과의 차이를 통계적으로 검정했을 때 얻어진 유의성(*: $p<0.05$, **: $p<0.01$)

50, 75mg 군이 각각 6.2, 8.5, 7.4점 감소하여 모두 위약군에 비해 통계적으로 유의한 호전을 보였다. 추체외로 증후군을 비롯한 부작용 비율은 위약군과 큰 차이를 보이지 않았으며, 체중 증가는 12주 동안 0.5~2kg 증가하는 데 그쳤다. PANSS 기저치에 비해 20% 이상 감소하는 것을 반응이라 정의했을 때 위약군은 반응군의 비율이 17%에 그쳤던 반면, 리스페리돈 장기지속형 주사제 투여군은 25, 50, 75mg 투여 시 각각 47, 48, 39%로 유의하게 더 많은 환자가 반응하였다. 흥미로운 것은 75mg 투여군이 50mg 투여군에 비해 오히려 반응군의 비율이 낮았다는 점이다. 이 연구는 전형적인 허가용 임상연구로서 리스페리돈 장기지속형 주사제가 위약에 비해서는 뚜렷한 임상효과가 있음을 반론의 여지없이 입증해 주었다.

2. 리스페리돈 장기지속형 주사제의 기타 주요 연구

비록 그동안 리스페리돈 장기지속형 주사제를 대상으로 한 다수의 임상연구 논문이 발표되었지만, 그 내용을 잘 들여다보면 몇몇 대형 연구의 자료를 다각도로 재분석하여 내놓은 논문이 대부분이다. 대표적인 연구로는 앞서 언급한 미국에서의 Kane의 연구(RIS-USA-121)를 비롯하여, 유럽과 캐나다가 주축이 된 Fleischhacker의 연구(RIS-INT-16), 그리고 22개의 유럽 국가가 참여한 StoRMi trial(RIS-INT-87)을 들 수 있다. 그런데 이러한 다국가 다기관이 참여하는 대형연구는 결국 제약회사의 후원 없이는 이루어질 수가 없으므로 그 결과에 대한 신빙성은 오직 이를 검토하는 의학자들의 세심한 판단에 의지할 수밖에 없다.

RIS-INT-16 연구는 1999년부터 2000년까지 유럽과 캐나다의 연구자들을 중심으로 시행되었다. 이 연구는 1년간에 걸친 개방형 자연적 연구로서, 기존에 다양한 항정신병 약물을 투여하고 있던 615명의 환자를 리스페리돈 장기지속형 주사제로 교체하고 나서 연구상황이 아닌 자연적 임상상황에서의 변화를 관찰하였다. 이 연구에는 모두 725명의 환자가 등록되었으며, 이들은 비록 모두 관해 상태에 있던 것은 아니었지만 더 이상 변화할

표 4-1 리스페리돈 장기지속형 주사제를 이용한 주요 임상연구 및 관련된 연구주제, 그리고 발표된 논문의 목록

주요 임상연구		RIS-USA-121	RIS-INT-16	RIS-INT-87 (StoRMi trial)
주 연구자		John Kane	Wolfgang Fleischhacker	Hans-Jürgen Möller
연구기간		12주	52주	24주
디자인		이중맹검 무작위 연구	개방연구	개방연구
최초 논문		Kane et al. 2003[1]	Fleischhacker et al. 2003[11]	Moller et al. 2005[12]
약물교체	정형약물로부터		van Os et al. 2004[13]	
	경구 리스페리돈으로부터		Lasser et al. 2005[14]	Schmauss et al. 2007[15]
	올란자핀으로부터		Gastpar et al. 2005[16]	
	데포 제제로부터		Lasser et al. 2004[18]	Marinis et al. 2007[19]
장기간 연장 추적		Lindenmayer et al. 2007[8]		Llorca et al. 2008[9] Kissling et al. 2005[4]
관해율 비교			Lasser et al. 2005[25]	
삶의 질		Nasrallah et al. 2004[10]	Fleischhacker et al. 2005[2]	
주사 부위 통증		Lindenmayer et al. 2005[7]	Lindenmayer et al. 2005[7]	
지발성 운동장애			Gharabawi et al. 2005[3]	
고연령 환자군			Lasser et al. 2004[6]	Kissling et al. 2007[26]
분열정동장애			Lasser et al. 2004[5]	

여지가 별로 없는 임상적 안정상태에 있었던 환자들이었다. 주요한 연구 결과는 Fleischhacker 등[11]을 통하여 발표되었다. 연구의 목적은 기존 치료로 한계상황에 부딪힌 환자에게 리스페리돈 장기지속형 주사제를 투여했을 때 더 나아질 것이 있는가를 보는 것이었는데, 놀랍게도 상당수의 환자가 정신 증상이 유의하게 개선되었고, 또 일부에서는 추체외로 증후군을 비롯한 운동 증상이 눈에 띄게 개선되었다. 1년이 지난 시점에서 PANSS 총점은 물론 양성, 음성 증상 모두 유의하게 개선되었으며 추체외로 증후군을 호소한 환자는 약 1/4이었다. 불안, 불면, 우울, 두통 등의 부작용이 눈에 띄었으나 이들 부작용 때문에 주사를 맞지 못하게 된 경우는 전체의 5%에 지나지 않았다. 주사 부위의 염증, 부종을 호소한 경우는 거의 없었으며, 첫 번째 주사 시에는 약 30%의 환자가 어떤 정도이든 통증을 느꼈다고 답한 반면, 연구 종료시점에는 20%만이 통증을 느낄 수 있다고 하였다.

그림 4-2 각기 다른 용량으로 리스페리돈 장기지속형 주사제를 50주간 투여했을 때 시간에 따라 나타난 PANSS 총점의 변화[11]

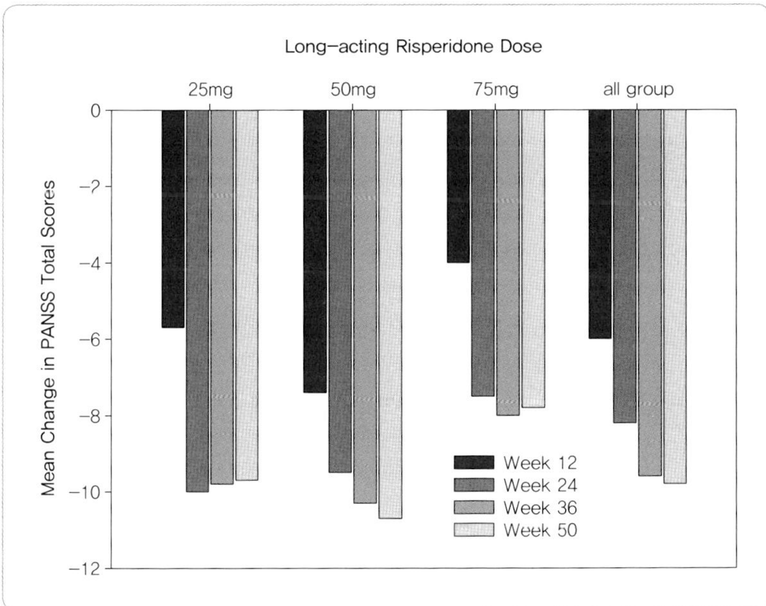

RIS-INT-87 연구는 소위 StoRMi trial이라고 불린다.[12] 이 역시 개방적 자연적 추적관찰 연구였는데, 유럽 각지의 22개 나라 324개 센터에서 등록된 1,876명의 환자가 대상이 되었다. 다양한 약물을 이미 투여받고 있던 상태에서 리스페리돈 장기지속형 주사제로 교체하여 6개월간 PANSS뿐 아니라 SF-36 등 삶의 질 측면까지 망라하는 다양한 변수를 조사하였다. 이 연구에서는 특히 교체 중간단계로 경구 리스페리돈을 추가하는 과정을 생략한 채 직접 바꾸는 전략을 구사하였는데, 그럼에도 불구하고 PANSS의 모든 항목이 유의하게 감소하였을 뿐 아니라 기능 상태, 삶의 질, 부작용 정도 모두 호전되었다.

3. 다양한 약물에서 리스페리돈 장기지속형 주사제로의 교체 연구

위에 언급한 세 가지 주요 연구는 각각 다양한 세부 분석 결과를 산출하였다. 그중에서도 가장 관심의 대상이 된 것은 과연 기존에 다른 약물을 사용하고 있던 환자에게 리스페리돈 장기지속형 주사제를 교체해서 투여했을 때 환자가 얻을 수 있는 혜택은 어떤 것이 있는가 하는 점이었다. 물론 장기지속형 주사제가 이론적으로 여러 가지 장점이 있다 하더라도 기존 치료방식과 별반 차별되는 점이 없다면 임상적으로 유용하다고 판단하기 어려울 것이기 때문이다. 그러나 현재까지의 연구에서는 분명 기존 치료보다 우수한 면모를 보이는 것으로 드러났다. 정형 항정신병 약물에서 교체한 경우는 말할 것도 없고,[13] 기존에 경구 리스페리돈이나 올란자핀과 같은 비정형 약물을 사용하고 있던 경우에도 리스페리돈 장기지속형 주사제가 추가적인 효과를 보이는 것으로 나타났다. 특히 경구 리스페리돈에서 바꾼 경우 약물의 유효성분은 동일함에도 불구하고, 약 50%의 환자가 PANSS 총점이 20% 이상 감소하는 반응을 보였으며 특히 음성 증상에서의 호전이 두느러졌다.[14, 15] RIS-INT-87 자료를 재분석한 Gastpar 등[16]의 연구에 따르면 올란자핀을 투여받던 환자에게 리스페리돈 장기지속형 주사제를 교체투여했을 때 약 32%의 환자가 PANSS 총점 20% 이상 감소하였으며, 이외에 삶의 질, 전반적 기능 정도, 환자의 만족도 등 모두가 올란자핀을 사용할 때보다 향상되었다.

기존 치료에 비한 리스페리돈 장기지속형 주사제의 효과는 시간을 두고 보아야 드러난다는 고찰도 있다. Lindenmayer 등[17]은 기존에 할로페리돌, 퀘티아핀, 올란자핀을 투여하던 환자에게 리스페리돈 장기지속형 주사제로 교체한 후 12주 동안 추적 관찰하였다. 첫 4주 후에는 오히려 기존 치료보다 PANSS 점수가 상승하는 모습도 있었으나 8주 이상이 지나고 나서는 기저치에 비해 유의하게 감소하는 모습을 보였다. 이는 리스페리돈 장기지속형 주사제가 제대로 효과를 내는 데 6~8주 이상이 걸린다는 약동학적 사실과 어느 정도 일치한다.

기존의 데포 제제를 사용하던 환자에서 리스페리돈 장기지속형 주사제로 교체했을 때는 어떤 장점이 있을까? 언뜻 생각해 보면 데포 제제 역시 순응도가 문제되지 않으므로 추체외로 증후군의 위험이나 주사 부위 통증을 제외한다면 큰 차이가 나지 않을 것이라 예상되기도 한다. 그러나 실제로 연구해 본 결과 기대 이상으로 데포 제제에 비해 뚜렷이 우수한 효과를 보인다.[18, 19] 이는 단순히 사용의 편의성이나 안전성뿐 아니라 효과 측면에서도 기존의 데포 제제를 리스페리돈 장기지속형 주사제로 바꿔야 할 근거가 있음을 보여 준다.

4. 다른 항정신병 약물과의 비교 연구

리스페리돈 장기지속형 주사제와 관련된 굵직굵직한 연구가 대부분 기존에 약을 쓰던 환자에게 리스페리돈 장기지속형 주사제로 교체한 후 그 전과 후를 비교하는 연구인데 비해, 직접 무작위 배분을 통해 리스페리돈 장기지속형 주사제와 다른 약물을 비교한 연구는 그리 많지 않다. 기존의 데포 제제와 직접 비교한 연구로는 Rubio 등[20]이 zuclopenthixol과 리스페리돈 장기지속형 주사제를 비교한 연구가 유일한데 약물중독문제를 동반한 정신분열병 환자를 대상으로 두 군을 비교했을 때 리스페리돈 장기지속형 주사제군이 PANSS 총점도 낮고 약물 사용도 줄어든 것으로 나타났다.

반면 경구 리스페리돈을 비롯한 기존 비정형 항정신병 약물과의 비교임상에서는 리스페리돈 장기지속형 주사제가 우월하다는 증거는 찾을 수 없었다. 리스페리돈 장기지속형 주사제와 경구 리스페리돈을 비교한 두 편의 연구에서 효과 면에서는 두 치료가 거의 대등했으나, UKU로 측정한 부작용 빈도라든지 삶의 질, 그리고 혈중 프로락틴 농도에 있어서는 리스페리돈 장기지속형 주사제가 훨씬 우수한 면모를 보였다.[21, 22] 경구 올란자핀과의 비교임상에서도 PANSS 총점의 변화 정도는 두 군 간에 거의 차이를 발견할 수 없었다.[23] 이런 연구결과들은 언뜻 보기에 효과가 대등하다면 굳이 리스페리돈 장기지속형 주사제를 사용할 필요가 있는가 하는 의구심을 불러일으킨다. 그러나 리스페리돈 장기지속형 주사제의 실제 위력은 순응도가 열쇠를 쥐고 있는 실제 임상에서의 장기유지요법 시에 나타난다고 기대해 볼 수 있다. 일례로 2년간에 걸쳐 다기관 개방연구를 통해 리스페리돈 장기지속형 주사제와 쿼티아핀의 재발억제능력을 비교한 연구에 의하면, 연구 종료시점에서 쿼티아핀군에서의 재발률은 31.3%에 달한 반면 리스페리돈 장기지속형 주사제 투여군에서는 16.5%에 지나지 않았다.[24]

5. 리스페리돈 장기지속형 주사제의 관해율 연구

리스페리돈 장기지속형 주사제의 장점은 기존의 경구 약물이나 데포 제제에 비해 조금 더 나은 효과에 그치는가? 치료의 궁극적인 목적인 관해 상태를 유도하는 데는 얼마나 효과적인가? 또한 재발예방에도 탁월한 효과가 있는가? 임상가들이 새로운 약물을 평가하는 기준은 단순히 PANSS 총점이 몇 점 더 감소했다는 것보다는 실제로 관해에 이르는 비율이 얼마나 되는가이나. 이렇게 실제 임상적 관점에서 리스페리돈 장기지속형 주사제의 효과를 바라보기 위해 관해율을 직접 조사해 보았다. Lasser 등[25]이

RIS-INT-16 연구 자료를 재분석한 결과 연구시작 전 관해 상태에 있지 않던 환자 중 20%가 사용 6개월 내에 관해 상태에 이르렀으며, 연구시작 전 이미 관해 상태에 있던 환자들은 85%가 6개월 동안 관해 상태를 유지하였다. RIS-INT-87을 분석한 결과 역시 유사하였다. RIS-INT-87의 본 연구에서 6개월 동안의 관해율은 29%에 이르렀으며, 이 환자들을 1년 후 다시 관찰하였더니 무려 60%가 관해 상태에 이르렀다. 이는 6개월 시점에서 관해 상태에 들어가지 못한 환자 중 절반 이상이 이후 1년 사이에 관해에 도달했음을 뜻하며, 리스페리돈 장기지속형 주사제가 재발방지뿐 아니라 지속적으로 관해를 유도하는 효과를 나타냄을 입증해 준다.[26)]

6. 순응도 연구

리스페리돈 장기지속형 주사제로 바꾸면 순응도가 실제로 올라갈까? 이 질문은 리스페리돈 장기지속형 주사제의 가장 중요한 존재 목적을 겨냥한 물음이다. 부작용이 적고 투여하기 편하며 환자와 보호자의 부담을 덜어준다는 면에서 리스페리돈 장기지속형 주사제가 더 순응도가 높을 것이라 예상할 만한 근거는 충분하다. 그러나 장기간에 걸쳐 보았을 때 반복되는 주사에 대한 거부감이 이러한 긍정적 측면의 효과를 상쇄하지 않겠는가 하는 우려도 만만치 않다.

현재까지 행해신 다수의 임상연구들에서의 탈락률을 보면 리스페리돈 장기지속형 주사제는 분명 내약성이 우수한 약물임에 틀림없다. 대표적인 장기 추적 연구들을 보면 탈락률은 30~35% 정도로 일반적인 임상연구와 비교해서 무난한 성적을 보였다. 결정적인 자료는 실제 임상에서 탈락률이 어떻겠는가 하는 것인데, 이는 최근 발표된 e-STAR 연구에서 주사되었다.

Electronic Schizophrenia Treatment Adherence Registry(e-STAR)는 실제 임상에서의 상황을 전향적으로 추적 조사한 연구로서 우리나라를 비롯한 세계 여러 나라가 동시에 참여하였다. 문헌으로 발표된 것은 스페인

그림 4-3 경구 리스페리돈과 리스페리돈 장기지속형 주사제를 투여한 두 군에서 각각 1년과 2년이 지났을 때 계속 치료를 지속하고 있던 환자의 비율[27)]

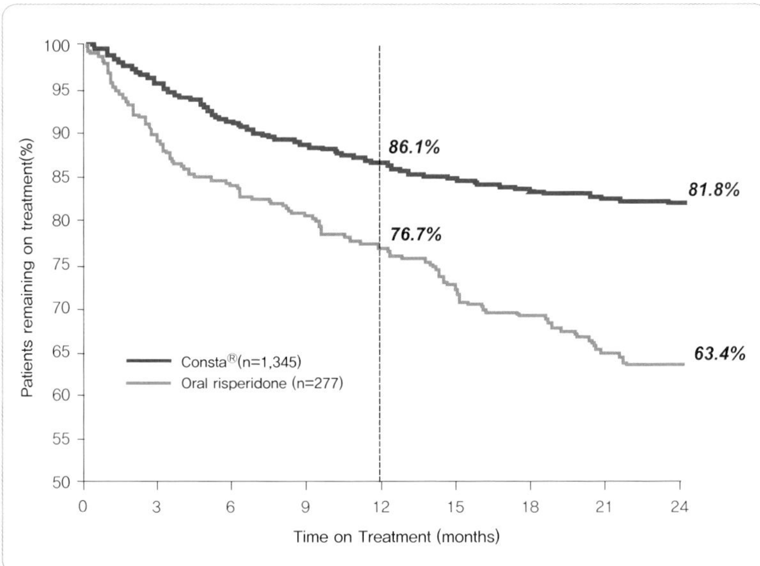

의 자료가 유일한데, 이에 따르면 2년의 추적기간 동안 투약을 계속한 환자의 비율은 리스페리돈 장기지속형 주사제가 81.8%, 경구 리스페리돈은 63.4%로 전자가 유의하게 높았다. 이러한 효과는 직접적으로 입원 빈도의 감소로 이어졌다.[27)]

참고문헌

1) Kane JM, Eerdekens M, Lindenmayer JP, Keith SJ, Lesem M, Karcher K. Long-acting injectable risperidone: efficacy and safety of the first long-acting atypical antipsychotic. Am J Psychiatry 2003; 160: 1125-1132.

2) Fleischhacker WW, Rabinowitz J, Kemmler G, Eerdekens M, Mehnert A. Perceived functioning, well-being and psychiatric symptoms in patients with stable schizophrenia treated with long-acting risperidone for 1 year. Br J Psychiatry 2005; 187: 131 136.

3) Gharabawi GM, Bossie CA, Zhu Y, Mao L, Lasser RA. An assessment of emergent tardive dyskinesia and existing dyskinesia in patients receiving long-

acting, injectable risperidone: results from a long-term study. Schizophr Res 2005; 77: 129-139.

4) Kissling W, Heres S, Lloyd K, Sacchetti E, Bouhours P, Medori R, et al. Direct transition to long-acting risperidone--analysis of long-term efficacy. J Psychopharmacol 2005; 19: 15-21.

5) Lasser R, Bossie CA, Gharabawi G, Eerdekens M, Nasrallah HA. Efficacy and safety of long-acting risperidone in stable patients with schizoaffective disorder. J Affect Disord 2004; 83: 263-275.

6) Lasser RA, Bossie CA, Zhu Y, Gharabawi G, Eerdekens M, Davidson M. Efficacy and safety of long-acting risperidone in elderly patients with schizophrenia and schizoaffective disorder. Int J Geriatr Psychiatry 2004; 19: 898-905.

7) Lindenmayer JP, Jarboe K, Bossie CA, Zhu Y, Mehnert A, Lasser R. Minimal injection site pain and high patient satisfaction during treatment with long-acting risperidone. Int Clin Psychopharmacol 2005; 20: 213-221.

8) Lindenmayer JP, Khan A, Eerdekens M, Van Hove I, Kushner S. Long-term safety and tolerability of long-acting injectable risperidone in patients with schizophrenia or schizoaffective disorder. Eur Neuropsychopharmacol 2007; 17: 138-144.

9) Llorca PM, Sacchetti E, Lloyd K, Kissling W, Medori R. Long-term remission in schizophrenia and related psychoses with long-acting risperidone: results obtained in an open-label study with an observation period of 18 months. Int J Clin Pharmacol Ther 2008; 46: 14-22.

10) Nasrallah HA, Duchesne I, Mehnert A, Janagap C, Eerdekens M. Health-related quality of life in patients with schizophrenia during treatment with long-acting, injectable risperidone. J Clin Psychiatry 2004; 65: 531-536.

11) Fleischhacker WW, Eerdekens M, Karcher K, Remington G, Llorca PM, Chrzanowski W, et al. Treatment of schizophrenia with long-acting injectable risperidone: a 12-month open-label trial of the first long-acting second-generation antipsychotic. J Clin Psychiatry 2003; 64: 1250-1257.

12) Moller HJ, Llorca PM, Sacchetti E, Martin SD, Medori R, Parellada E. Efficacy and safety of direct transition to risperidone long-acting injectable in patients treated with various antipsychotic therapies. Int Clin Psychopharmacol 2005; 20: 121-130.

13) van Os J, Bossie CA, Lasser RA. Improvements in stable patients with psychotic disorders switched from oral conventional antipsychotics therapy to long-acting risperidone. Int Clin Psychopharmacol 2004; 19: 229-232.

14) Lasser RA, Bossie CA, Gharabawi GM, Baldessarini RJ. Clinical improvement in 336 stable chronically psychotic patients changed from oral to long-acting risperidone: a 12-month open trial. Int J Neuropsychopharmacol 2005; 8: 427-438.

15) Schmauss M, Sacchetti E, Kahn JP, Medori R. Efficacy and safety of risperidone long-acting injectable in stable psychotic patients previously treated with oral risperidone. Int Clin Psychopharmacol 2007; 22: 85-92.

16) Gastpar M, Masiak M, Latif MA, Frazzingaro S, Medori R, Lombertie ER. Sustained improvement of clinical outcome with risperidone long-acting injectable in psychotic patients previously treated with olanzapine. J Psychopharmacol 2005; 19: 32-38.

17) Lindenmayer JP, Eerdekens E, Berry SA, Eerdekens M. Safety and efficacy of long-acting risperidone in schizophrenia: a 12-week, multicenter, open-label study in stable patients switched from typical and atypical oral antipsychotics. J Clin Psychiatry 2004; 65: 1084-1089.

18) Lasser RA, Bossie CA, Gharabawi GM, Turner M. Patients with schizophrenia previously stabilized on conventional depot antipsychotics experience significant clinical improvements following treatment with long-acting risperidone. Eur Psychiatry 2004; 19: 219-225.

19) Marinis TD, Saleem PT, Glue P, Arnoldussen WJ, Teijeiro R, Lex A, et al. Switching to long-acting injectable risperidone is beneficial with regard to clinical outcomes, regardless of previous conventional medication in patients with schizophrenia. Pharmacopsychiatry 2007; 40: 257-263.

20) Rubio G, Martinez I, Ponce G, Jimenez-Arriero MA, Lopez-Munoz F, Alamo C. Long-acting injectable risperidone compared with zuclopenthixol in the treatment of schizophrenia with substance abuse comorbidity. Can J Psychiatry 2006; 51: 531-539.

21) Chue P, Eerdekens M, Augustyns I, Lachaux B, Molcan P, Eriksson L, et al. Comparative efficacy and safety of long-acting risperidone and risperidone oral tablets. Eur Neuropsychopharmacol 2005; 15: 111-117.

22) Bai YM, Chen TT, Wu B, Hung CH, Lin WK, Hu TM, et al. A comparative efficacy and safety study of long-acting risperidone injection and risperidone oral tablets among hospitalized patients: 12-week randomized, single-blind study. Pharmacopsychiatry 2006; 39: 135-141.

23) Keks NA, Ingham M, Khan A, Karcher K. Long-acting injectable risperidone v. olanzapine tablets for schizophrenia or schizoaffective disorder. Randomised, controlled, open-label study. Br J Psychiatry 2007; 191: 131-139.

24) Medori R, Wapenaar R, de Arce Cordon R. Relapse prevention and effectiveness in schizophrenia with risperidone long-acting injectable (RLAI) versus quetiapine. The Annual meeting of the American Psychiatric Association; 2008 3-8 May, 2008; Washington, DC. USA; 2008.

25) Lasser RA, Bossie CA, Gharabawi GM, Kane JM. Remission in schizophrenia: Results from a 1-year study of long-acting risperidone injection. Schizophr Res 2005; 77: 215-227.

26) Kissling W, Glue P, Medori R, Simpson S. Long-term safety and efficacy of long-

acting risperidone in elderly psychotic patients. Hum Psychopharmacol 2007; 22: 505-513.

27) Olivares JM, Rodriguez-Morales A, Diels J, Povey M, Jacobs A, Zhao Z, et al. Long-term outcomes in patients with schizophrenia treated with risperidone long-acting injection or oral antipsychotics in Spain: results from the electronic Schizophrenia Treatment Adherence Registry (e-STAR). Eur Psychiatry 2009; 24: 287-296.

제 5 장 리스페리돈 장기지속형 주사제의 안전성과 내약성

1. 운동부작용
2. 지연성 운동장애
3. 체중과 대사증후군
4. 심혈관계 증후군
5. 혈중 프로락틴 증가
6. 주사 부위의 통증

리스페리돈 장기지속형 주사제의 안전성은 많은 임상연구에서 거듭 입증되었다. 임상연구에 참여한 환자 중 약 70~90%가 약물 투여 기간 중 다양한 이상반응을 호소했지만, 이 중 약물과 연관이 있을 것으로 여겨졌던 것은 불안, 불면, 두통, 체중 증가 등에 국한되었으며, 약물을 중단해야 할 정도의 심각한 이상반응은 극히 드물었다. 또한 이들 이상반응은 경구 리스페리돈에서도 흔히 관찰되는 것들이기에 주사제 고유의 이상반응을 유의해야 할 필요는 없을 것으로 보인다.[1]

내약성 역시 양호하였다. RIS-INT-16 연구에서의 1년 동안 중도탈락률은 35%였으며, 6개월간 지속되었던 RIS-INT-87 연구에서의 탈락률은 25%였다.[2, 3] 물론 이들 결과는 임상연구에서 얻어진 것이니만큼 실제 임

표 5-1 리스페리돈 장기지속형 주사제를 1년간 투여했을 때 환자의 10% 이상에서 나타났던 이상 반응[4]

	연구 A (N=271; %)	연구 B (N=100; %)
정신증	31	21
두통	28	25
불면	26	15
초조	24	12
비염	21	19
불안	18	12
환각	16	<5
체중 증가	15	<5
과다 운동	12	<5
소화 불량	12	10
추체외로 증상	11	9
상기도 감염	11	10
변비	11	4
기침	10	8
통증	10	7
허리 통증	9	10

상 상황에서는 이보다 더 많은 환자가 중도에 약을 끊으리라 예상되지만, 환자들이 주사제에 거부감을 보일 것이라는 우려를 잠재우기에는 충분히 고무적인 결과였다.

1. 운동부작용

임상가들이 데포 제제에 대해 심히 우려한 바는 경구 약물보다 추체외로 증후군이 더 많은 것 같다는 인상과, 일단 추체외로 증후군이 나타났을 때 약물의 용량을 탄력 있게 조절하기 힘들다는 것이었다. 더군다나 항정신병 약물 악성증후군과 같은 심각한 상황이 벌어질 경우 체내의 항정신병 약물 성분을 신속히 제거할 수 없다는 것 또한 우려되었다. 따라서 리스페리돈 장기지속형 주사제가 이러한 뿌리 깊은 회의를 불식시키기 위해서는 데포 제제, 아니 경구 정형 약물보다도 추체외로 증후군 측면에서 월등한 장점이 있음을 입증해야만 했다.

경구 리스페리돈이 추체외로 증후군 측면에서 매우 우수한 약물인 만큼, 리스페리돈 장기지속형 주사제 역시 기대를 저버리지 않는다. 많은 임상연구에서 추체외로 증후군은 주로 Extrapyramidal Symptom Rating Scale(ESRS)를 이용하여 평가되었다. 대부분의 연구에서는 리스페리돈 장기지속형 주사제를 투여한 후 그전에 비해 ESRS 총점이 낮아졌고, 최소한 더 높아지지는 않는 모습을 보였다. 특히 기존에 정형 약물을 사용했을 때는 급격히 ESRS가 낮아지는 양상을 보였다.[5)] RIS-USA-121 연구에서 추체외로 증후군의 발생 빈도는 위약군에서 13%였던 반면, 리스페리돈 장기지속형 주사제 군에서는 25, 50, 75mg 각각 10, 24, 29%로 나타났다. 비록 50mg 이상을 사용했을 때는 추체외로 증후군의 빈도가 위약군에 비해 의미 있게 높았지만, 25mg을 사용했을 때는 오히려 위약군보다 낮은 빈도를 보였다는 게 흥미롭다. 아마도 통상적 권장용량인 25~37.5mg에서는 위약군과 같거나 기껏해야 약간 높은 정도의 추체외로 증후군 발생 위험을 보이리라 예상된다.

한편 장기지속형 주사제에 선뜻 손이 안 가는 이유로, 만약 급성 근긴장이나 항정신병 약물 악성증후군과 같이 급히 항정신병 약물을 끊어야 되는 경우 속수무책이라는 점을 들게 되는데, 리스페리돈 장기지속형 주사제로 인해 이러한 부작용이 나타난 경우는 거의 없었다.[6)]

하지만 몇 가지 부작용이 다양한 연구에서 매우 일관되게 나타난다는 점은 주목할 필요가 있다. 연구방법이나 대상군의 차이에도 불구하고, 두

그림 5-1 RIS-USA-121 연구에 참여한 환자군을 1년 이상 연장 연구에 참여시켰을 때 시간에 따른 추체외로 증상의 변화[4)]

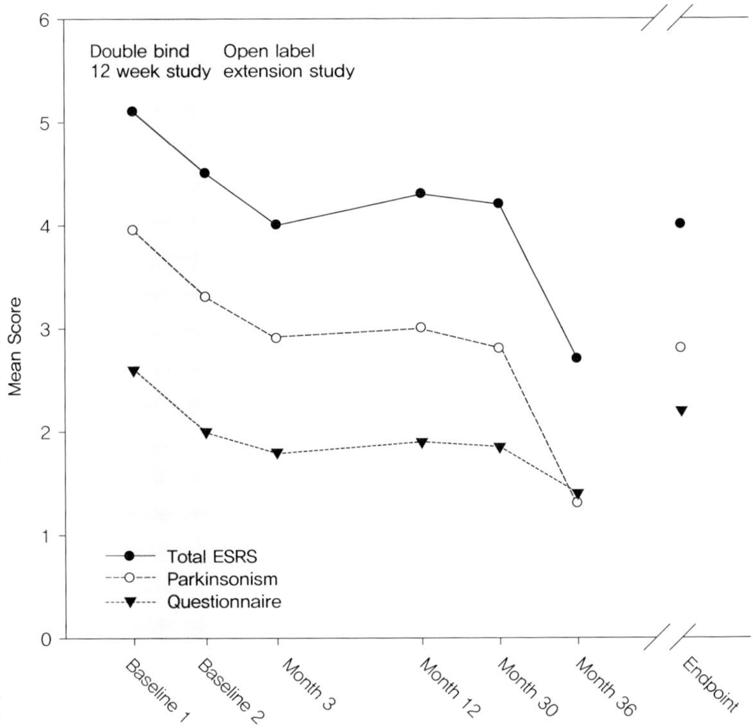

Total: ESRS 총점, Parkinsonism: 임상의가 평가한 추체외로 증상의 심각도, Questionnaire: 환자의 자기보고 설문지 점수, Baseline 1: RIS-USA-121 연구를 시작하기 전 기저치, Baseline 2: 연장연구를 시작하기 전 기저치

그림 5-2 한국인 정신분열병 환자를 대상으로 리스페리돈 장기지속형 주사제를 12주 투여했을 때 ESRS로 측정한 추체외로 증상의 변화[7)]

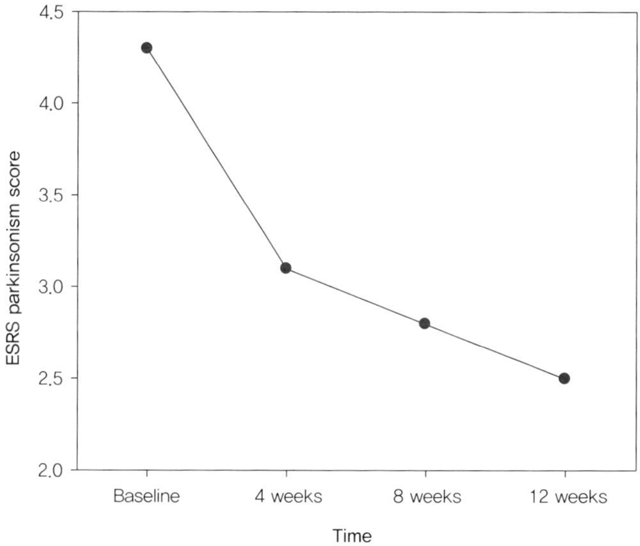

통(7~28%), 불면(7~28%), 불안(7~24%) 등은 모든 연구에서 공통적으로 빈번하게 나타났다. 경구 리스페리돈의 대표적 부작용이 좌불안석이었음을 감안한다면, 유달리 불면, 불안이 빈번했던 이유가 이들이 또 다른 형태의 좌불안석 증상이 아니었을까 하는 우려를 자아낸다. 리스페리돈 장기지속형 주사제의 사용설명서에 따르면 좌불안석의 발생빈도는 위약, 25, 50mg에서 각각 6, 4, 11%로 보고되었으며, 예상대로 용량이 50mg 이상이 되면 우려될 정도로 빈번히 나타나는 것을 알 수 있다.

2. 지연성 운동장애

Gharabawi 등[8)]은 RIS-INT-16의 환자 중에서, 기존에는 없었는데 새롭게 이상운동(dyskinesia)이 발생했던 경우를 조사하였다. 연구시작 전 아무런 운동이상이 없었던 530명의 환자 중 5명에게서 새로이 이상운동이 발견되어, 연간 발생률은 Kaplan-Meyer 생존곡선상 1.19%로 추정되었다. 물론 연구 자료가 충분하지 않아 섣부른 결론을 내리긴 힘들지만, 리스페리돈 장기지속형 주사제가 기존의 데포 제제와 같이 지연성 운동장애(Tardive Dyskinesia, TD)의 위험을 예상 외로 높인다는 증거는 없으며, 그 위험도는 경구 비정형 항정신병 약물 수준인 것으로 보인다.

3. 체중과 대사증후군

최근 비정형 항정신병 약물 관련 임상 실제에 있어 최대의 관심사가 되고 있는 체중과 대사증후군에 관해서도 리스페리돈 장기지속형 주사제는 양호한 안전성을 보인다. 12주 내 예상 체중 증가는 약 0.5~2kg 정도일 것으로 추정되며, 1년 동안 꾸준히 주사를 맞는다 해도 평균 1.2~2.6kg 증가에 머물 것으로 예상되었다.[9] 혈당이나 혈중 지방 수치에 있어서도 역시 큰 변화가 없거나 오히려 기존에 다른 약을 복용할 때보다 더 호전되는 추세였다.[10] 혈당 관련 부작용의 빈도는 약 0.3~0.8% 정도에 머물렀다.[3), 11)]

4. 심혈관계 증후군

심혈관계 부작용이 문제가 되는 클로자핀, 지프라시돈과는 달리 문제를 거의 일으키지 않는다. 심전도 변화나 QTc 간격 증가를 기준으로 조사했을 때, 주목할 만한 변화는 나타나지 않았다. 다만 경구 리스페리돈과 마찬가지로 빈맥 현상이 종종 나타난다. RIS-USA-121 연구에서 빈맥의 빈도는 25, 50, 75mg 투여군에서 각각 1, 4, 1%인 것으로 나타났다.[12]

5. 혈중 프로락틴 증가

경구 리스페리돈은 대표적으로 프로락틴 농도를 증가시키는 약물로 알려져 있다. 프로락틴의 증가는 무월경을 비롯한 성적 부작용뿐만 아니라 비특이적 공격성과 연관되어 있기 때문에 세심히 추적할 필요가 있다. 리스페리돈 장기지속형 주사제 역시 프로락틴 농도를 높이는 효과가 있으며, Lindenmayer 등[10]의 연구에서는 12주 투여했을 때 프로락틴은 기저치의 두 배 이상으로 상승하였다. 그러나 무슨 이유에서인지 성적 부작용의 빈도는 그다지 높지 않았다. 경구 리스페리돈과 리스페리돈 장기지속형 주사제를 직접 비교한 연구에서 성적 부작용의 빈도는 경구 리스페리돈의 2.5%에 비해 절반 수준인 1.3%에 머물렀다.[1] 혈중 프로락틴 수치와 성적 부작용 사이의 관계는 결코 단순하지 않으며, 실제로 부작용이 표면화되는 데는 매우 다양하고 복합적인 요소들의 상호작용이 관여하는 만큼, 리스페리돈 장기지속형 주사제와 성적 부작용의 관계에 대해서는 좀 더 연구가 필요하다.

6. 주사 부위의 통증

데포 주사 시절만 해도 주사 부위의 통증은 상당히 골치 아픈 문제였다. 통증을 호소하는 환자의 비율이 높을 뿐 아니라, 일시적인 발적이나 소양증이 흔히 생겼고 드문 경우에는 종괴가 잡히기도 하였다. 이러한 문제는 데포 주사제가 지용성 용매를 사용하기 때문으로, 생리식염수를 용매로 사용하는 리스페리돈 장기지속형 주사제는 주사와 관련된 불편감이 훨씬 덜할 것으로 기대를 모았다. 실제로 대부분의 임상연구에서 주사 부위의 통증을 심각하게 호소하는 경우는 극히 드물었으며, 주사를 맞은 횟수가 거듭될수록 통증 역시 줄어들었다. Lindenmayer 등[13]은 Visual Analog Scale (VAS)을 이용하여 환자로 하여금 통증을 평가해 보도록 했는데, 위약과 차이가 없었을 뿐 아니라 리스페리돈 장기지속형 주사제 각 용량에 따른 차이도 발견되지 않았다. 141명의 환자 중 통증을 주관적으로 불평한 환자는 1명뿐이었다.

그러나 실제 임상의들은, 적어도 처음 투여할 때만큼은 환자에게 통증이 있을 수 있음을 미리 설명해 줄 것을 권한다. 그렇지 않으면 불필요하게 주사제에 대해 나쁜 첫인상을 갖게 될 수 있다. 특히 체형이 말라서 둔부의 근육층이 얇은 경우 주사바늘 끝이 근막에 닿아 통증이 심할 수 있으며, 냉장보관해 놓았던 약물을 꺼내자마자 주사하면 찬 액체가 주사되면서 통증이 심해질 수 있으므로 조심해야 한다.[14] 리스페리돈 장기지속형 주사제 패키지에는 약물 혼합을 위한 바늘과 실제 주사를 위한 바늘이 구분되어 들어 있는데, 이를 구분하지 않고 혼합용 바늘로 주사해도 불필요한 통증을 초래할 수 있음을 역시 명심해야 한다.

외국에서는 엉덩이 대신 어깨의 삼각근에 투여할 수 있는 제형이 출시되어 있으며, 한국에서도 2010년 하반기에는 출시될 예정이다. 엉덩이용 주사가 20G 바늘인 반면, 어깨용 주사는 이보다 가는 21G 주사이기 때문에 환자의 불편감은 물론 통증도 훨씬 덜하다.

참고문헌

1) Chue P, Eerdekens M, Augustyns I, Lachaux B, Molcan P, Eriksson L, et al. Comparative efficacy and safety of long-acting risperidone and risperidone oral tablets. Eur Neuropsychopharmacol 2005; 15: 111-117.

2) Fleischhacker WW, Eerdekens M, Karcher K, Remington G, Llorca PM, Chrzanowski W, et al. Treatment of schizophrenia with long-acting injectable risperidone: a 12-month open-label trial of the first long-acting second-generation antipsychotic. J Clin Psychiatry 2003; 64: 1250-1257.

3) Moller HJ, Llorca PM, Sacchetti E, Martin SD, Medori R, Parellada E. Efficacy and safety of direct transition to risperidone long-acting injectable in patients treated with various antipsychotic therapies. Int Clin Psychopharmacol 2005; 20: 121-130.

4) Lindenmayer JP, Khan A, Eerdekens M, Van Hove I, Kushner S. Long-term safety and tolerability of long-acting injectable risperidone in patients with schizophrenia or schizoaffective disorder. Eur Neuropsychopharmacol 2007; 17: 138-144.

5) van Os J, Bossie CA, Lasser RA. Improvements in stable patients with psychotic disorders switched from oral conventional antipsychotics therapy to long-acting risperidone. Int Clin Psychopharmacol 2004; 19: 229-232.

6) Mall GD, Hake L, Benjamin AB, Adityanjee A. Catatonia and mild neuroleptic malignant syndrome after initiation of long-acting injectable risperidone: case

report. J Clin Psychopharmacol 2008; 28: 572-573.

7) 정석훈, 조성진, 김찬형, 박원명, 윤진상, 정인원 등. 리스페리돈 장기지속형 주사제의 효용과 안정성: 12주 다기관 경구 항정신병 약물로부터 교체연구. 신경정신의학 2005; 16: 109-120.

8) Gharabawi GM, Bossie CA, Zhu Y, Mao L, Lasser RA. An assessment of emergent tardive dyskinesia and existing dyskinesia in patients receiving long-acting, injectable risperidone: results from a long-term study. Schizophr Res 2005; 77: 129-139.

9) Keith S. Use of long-acting risperidone in psychiatric disorders: focus on efficacy, safety and cost-effectiveness. Expert Rev Neurother 2009; 9: 9-31.

10) Lindenmayer JP, Eerdekens E, Berry SA, Eerdekens M. Safety and efficacy of long-acting risperidone in schizophrenia: a 12-week, multicenter, open-label study in stable patients switched from typical and atypical oral antipsychotics. J Clin Psychiatry 2004; 65: 1084-1089.

11) Llorca PM, Sacchetti E, Lloyd K, Kissling W, Medori R. Long-term remission in schizophrenia and related psychoses with long-acting risperidone: results obtained in an open-label study with an observation period of 18 months. Int J Clin Pharmacol Ther 2008; 46: 14-22.

12) Kane JM, Eerdekens M, Lindenmayer JP, Keith SJ, Lesem M, Karcher K. Long-acting injectable risperidone: efficacy and safety of the first long-acting atypical antipsychotic. Am J Psychiatry 2003; 160: 1125-1132.

13) Lindenmayer JP, Jarboe K, Bossie CA, Zhu Y, Mehnert A, Lasser R. Minimal injection site pain and high patient satisfaction during treatment with long-acting risperidone. Int Clin Psychopharmacol 2005; 20: 213-221.

14) Pinninti NR, Mago R. Injection site pain with long-acting risperidone. J Clin Psychiatry 2005; 66: 656-657; author reply, 657.

제 6 장 리스페리돈 장기지속형 주사제에 대한 만족도 및 삶의 질에 미치는 영향

만성 정신질환을 앓고 있는 환자의 증상을 치료하고자 애쓰는 궁극적인 목적은 환자의 병든 마음을 정상화시키는 것보다는 환자가 영위해 나가는 삶의 질을 향상시키는 데 두어야 한다. 결국 치료의 목적은 개인의 행복을 추구할 기회를 보장하고, 환자 본인이 자신의 개성을 통해 사회에 크던 작던 기여를 할 수 있도록 만드는 것이기 때문이다. 간혹 정신보건 관계 전문가들의 관심이 증상제거에만 맞춰지게 되면 환자의 삶의 질이 뒷전에 밀리게 되면서 의견충돌이 생기고 환자의 신뢰를 잃게 되는 우를 범하기 쉽다. 이렇게 되면 결국 장기적인 치료 성과마저도 제한될 수밖에 없다. 리스페리돈 장기지속형 주사제를 비롯한 장기지속형 주사제가 환자의 삶의 질을 향상시키는 데 새로운 돌파구가 될 수 있을지는 큰 주목을 받아 왔으며, 많은 임상가들은 이에 대해 고무적인 전망을 내놓고 있다.

1. 환자 본인의 만족도

추체외로 증후군 등 부작용에서 보다 안전하다는 것, 관해 상태에 도달할 가능성이 높아진다는 것, 그리고 무엇보다 매일 약을 먹지 않아도 되기 때문에 보다 정상적인 생활리듬을 찾을 수 있다는 것. 이 모든 요인들은 결국 환자의 삶의 질 향상에 긍정적으로 작용할 것으로 기대된다. 이런 기대 때문인지 리스페리돈 장기지속형 주사제의 효과를 측정한 대다수의 임상연구들은 연구설계 단계부터 삶의 질에 끼치는 긍정적인 효과를 측정할 수 있는 방안을 모색하였다. 연구자들은 RIS-USA-121 연구의 전례를 따라 SF-36(36-Item Short Form Health Survey)을 이용하여 삶의 질에 끼치는 약물의 영향을 평가하고자 하였다. SF-36은 다양한 연령군이나 질환군에 보편적으로 사용되는 다목적 평가도구로 모두 36개의 문항으로 이루어져 환자 본인이 손쉽게 자가보고 식으로 평가할 수 있게 되어 있다. 각 문항에 대한 응답은 신체적 기능(Physical Functioning)부터 정신 건강(Mental Health)에 이르는 8개의 척도로 점수화되며, 이를 다시 한 번 통합하여 신체적 건강(Physical Health)과 정신 건강(Mental Health)을 대표하는 2개의

표 6-1 SF-36(36-Item Short Form Health Survey)에서 산출되는 각 척도와 요약 측정치

척도(Scales)	약어	요약 측정치 (Summary measure)
신체적 기능(Physical Functioning)	PF	신체적 건강(Physical Health)
역할-신체적 제한(Role-Physical)	RP	
통증(Bodily Pain)	BP	
일반적 건강(General Health)	GH	
활력(Vitality)	VT	정신적 건강(Mental Health)
사회적 기능(Social Function)	SF	
역할-감정 제한(Role-Emotional)	RE	
정신적 건강(Mental Health)	MH	

요약 측정치(Summary Measure)가 산출된다.[1]

다양한 연구에서 공통적으로 리스페리돈 장기지속형 주사제를 일정기간 투여하고 SF-36을 측정하면 투여 전에 비해 몇몇 척도 혹은 요약 측정치가 유의하게 향상되는 것을 볼 수 있다. 연구에 따라 변화하는 척도의 종류가 조금씩 다르긴 하지만, 대체로 통증(BP), 생동감(VT), 사회적 기능(SF) 영역에서 두드러진 효과를 보인다.[1, 2] 그러나 임상연구 대부분이 기존에 다른 약을 먹고 있던 환자를 대상으로 한 것이었다는 점에서, 리스페리돈 장기지속형 주사제가 단순히 기존 약물로 인한 불편감을 해소해 준 것인지 아니면 일차적으로 삶의 질을 향상시켜 준 것인지는 확인하기 어렵다. 분명한 것은 기존 약물에 비해서 뚜렷한 장점을 지니고 있다는 것이다. 흥미로운 것은 이런 결과가 기존에 정형 약물이나 데포 제제를 맞던 환자뿐 아니라, 경구 리스페리돈을 먹고 있던 환자에게도 그대로 나타난다는 것이다.[3] 따라서 리스페리돈 장기지속형 주사제가 음성 증상 등 정신분열병의 핵심 증상을 호전시킴으로써 삶의 질을 향상시켰을 가능성이 있다. 또한 리스페리돈 장기지속형 주사제로 교체하기 전 이미 양성 증상 측면에서는 관해 상태에 도달해 있는 환자에게서도, 6개월간 주사제를 투여하고 난 후 삶의 질이 유의하게 향상되었던 결과를 보면 삶의 질에 일차적 효과를 나

그림 6-1 이미 관해상태에 있었던 환자에게 6개월간 리스페리돈 장기지속형 주사제를 투여했을 때 유의하게 변화한 SF-36의 일부 척도들[4]

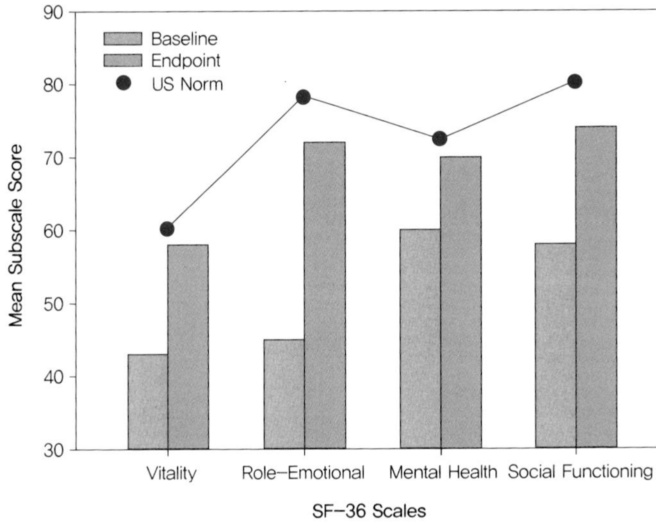

점으로 표시된 것은 해당 척도의 미국인 평균 점수

타내었을 가능성이 엿보인다.[4]

삶의 질에 대한 리스페리돈 장기지속형 주사제의 일차적 효과를 지지하는 또 다른 증거는 발병한 지 3년 이내의 초기 환자만을 대상으로 진행한 연구결과에서도 찾아볼 수 있다. 이러한 초기 환자들은 만성적 약물복용으로 인한 삶의 질 저하라는 교란요인의 영향을 받지 않는다. 그 결과에서도 역시 SF-36상 몇몇 척도에서 현저한 호전이 관찰되었다.[5] 결론적으로 리스페리돈 장기지속형 주사제는 투약의 용이성, 더 나은 안전성 이외에도, 효과 상의 우수함 혹은 아직 알지 못하는 일차적 효과로 인해 환자의 삶의 질을 향상시키는 데 많은 도움을 줄 수 있다.

2. 환자 보호자의 만족도

리스페리돈 장기지속형 주사제를 사용함으로써 순응도를 높이고 삶의 질을 향상시킬 수 있을 것이라는 기대 뒷편에는, 비록 주사제라는 심리적 장벽이 있지만 막상 꾸준히 사용하다 보면 환자 스스로도 주사제를 편하게 생각할 것이라는 예상이 깔려 있다. 리스페리돈 장기지속형 주사제로 교체한 후 투약에 덜 신경을 쓰고, 보호자와 신경전을 덜 벌이고, 나아가 매 번의 투약에 구애됨 없이 좀 더 정상적인 사회생활을 할 수 있게 되면 환자가 약에 대해 갖는 거부감도 극복할 수 있을 것이라는 계산이다.

실제로 일부 연구들은 리스페리돈 장기지속형 주사제로 교체한 후 약물에 대한 환자의 주관적 느낌이 호전되었다고 보고하고 있다. Lindenmayer 등[6]은 Drug Attitude Inventory(DAI)로 측정한 약물에 대한 태도가 약물 교체 후 유의하게 상승했다고 보고했으며, 이는 이전에 경구 리스페리돈을 비롯한 비정형 항정신병 약물을 복용하고 있던 경우에도 마찬가지였다.[3, 7] 환자가 약을 잘 받아들이면 보호자의 심적 부담 또한 현저히 경감될 것이다. 흥미롭게도 한창수 등[8]은 현재 리스페리돈 장기지속형 주사제를 투여받고 있는 군과 다른 비정형 약물을 경구로 복용하고 있는 군을 대상으로, 환자와 보호자에게 현재 약물에 느끼는 주관적 만족도를 스스로 평가해 보도록 하였다. 그 결과 환자와 보호자 모두 경구 약에 비해서 리스페리돈 장기지속형 주사제에게 유의하게 높은 만족감을 느끼는 것으로 나타났으며, 예상했던 대로 그 격차는 보호자들에게서 더욱 두드러졌다. 이에 대한 이유를 찾기는 어렵지 않을 것이다. 리스페리돈 장기지속형 주사제의 장점 중 한 가지는 보호자의 부담을 훨씬 덜어 준다는 것이다. 특히 우리나라에서는 보호자에게 환자가 약을 제대로 먹는지 확인하게 하는 것이 보통이며, 이 경우 세대 간의 갈등과 환자의 독립에 대한 요구가 보호자의 책임과 충돌하기 때문에 유달리 보호자가 심적 부담을 많이 느낀다. 그러므로 보호자의 심리적 안정을 되찾게 해 준다는 면에서 또 다른 중요한 장점을 지닌다.

참고문헌

1) Nasrallah HA, Duchesne I, Mehnert A, Janagap C, Eerdekens M. Health-related quality of life in patients with schizophrenia during treatment with long-acting, injectable risperidone. J Clin Psychiatry 2004; 65: 531-536.

2) Fleischhacker WW, Rabinowitz J, Kemmler G, Eerdekens M, Mehnert A. Perceived functioning, well-being and psychiatric symptoms in patients with stable schizophrenia treated with long-acting risperidone for 1 year. Br J Psychiatry 2005; 187: 131-136.

3) Schmauss M, Sacchetti E, Kahn JP, Medori R. Efficacy and safety of risperidone long-acting injectable in stable psychotic patients previously treated with oral risperidone. Int Clin Psychopharmacol 2007; 22: 85-92.

4) Lasser RA, Bossie CA, Gharabawi GM, Kane JM. Remission in schizophrenia: Results from a 1-year study of long-acting risperidone injection. Schizophr Res 2005; 77: 215-227.

5) Parellada E, Andrezina R, Milanova V, Glue P, Masiak M, Turner MS, et al. Patients in the early phases of schizophrenia and schizoaffective disorders effectively treated with risperidone long-acting injectable. J Psychopharmacol 2005; 19: 5-14.

6) Lindenmayer JP, Jarboe K, Bossie CA, Zhu Y, Mehnert A, Lasser R. Minimal injection site pain and high patient satisfaction during treatment with long-acting risperidone. Int Clin Psychopharmacol 2005; 20: 213-221.

7) Gastpar M, Masiak M, Latif MA, Frazzingaro S, Medori R, Lombertie ER. Sustained improvement of clinical outcome with risperidone long-acting injectable in psychotic patients previously treated with olanzapine. J Psychopharmacol 2005; 19: 32-38.

8) Han C, Lee MS, Pae CU, Ko YH, Patkar AA, Jung IK. Usefulness of long-acting injectable risperidone during 12-month maintenance therapy of bipolar disorder. Prog Neuropsychopharmacol Biol Psychiatry 2007; 31: 1219-1223.

제 7 장 약물경제학적 측면의 리스페리돈 장기지속형 주사제 연구

- 1. 거울상 연구
- 2. 직접 비교연구
- 3. 약물경제학적 모델링 연구

지금까지 리스페리돈 장기지속형 주사제의 우수한 효과와 안전성을 살펴보았으며, 리스페리돈 장기지속형 주사제가 정신분열병 치료에 있어 매우 독특하고 확고한 위치를 자리하고 있음을 확인할 수 있었다. 그러나 이런 모든 장점에도 불구하고 리스페리돈 장기지속형 주사제의 비싼 가격은 임상의로 하여금 선뜻 선택하지 못하게 한다. 현재 리스페리돈 장기지속형 주사제의 보험약가는 25mg이 116,628원, 37.5mg이 159,151원으로, 경구 리스페리돈 2mg이 1,345원임을 고려하면 약 3~4배 이상의 가격으로 책정되어 있다. 더군다나 2006년 현재 우리나라에서 가장 보험급여 삭감률이 높은 약 10위에 들 정도로 보험급여를 둘러싸고 논란이 많은 실정이다. 보건복지부 고시에 따르면, 리스페리돈 장기지속형 주사제는 그동안 경구용 약제를 투여하여 안정적인 투여용량이 정해진 환자 중 약물복용에 대한 순응도가 낮아 자주 재발하거나 증상이 악화되는 환자들 중 주사제의 투여로 재발률을 감소시키거나 증상을 현저히 호전시킬 수 있는 경우에만 사용할 수 있도록 되어 있으며, 인정기준 이외에 투여한 경우에는 약값 전액을 환자가 부담하도록 되어 있다. 이 기준에 따르면 기존에 잦은 재발이 있었다는 것이 증명되어야 하므로 논리적으로 만성 재발성 환자에 국한되어 사용할 수밖에 없다. 더군다나 정해진 기준을 적용하는 과정에서조차 건강보험관리공단과 임상의 사이에 끊임없는 해석의 차이로 갈등의 씨앗이 되어 왔다. 2009년 들어 리스페리돈 장기지속형 주사제의 허가 범위를 재발위험도가 높은 초발정신증 환자에도 1차약으로 사용할 수 있도록 확대하는 방안에 대해 논의가 시작되었지만, 보건복지부 관계자는 보험재정을 고려해 가격조정이 함께 필요하다는 단서를 붙였다.

이러한 논의의 중심에는 리스페리돈 장기지속형 주사제가 우수한 약인 것은 분명하다 해도 비싸진 가격을 정당화할 수 있을 만큼 도움이 되느냐는 논란이 자리한다. 미국이나 유럽 선진각국에서도 상황은 마찬가지여서, 높은 가격이 재발률 감소로 인한 제반 비용 절감으로 상쇄될 수 있는가 하는 논란에 대해 다양한 연구가 이루어졌다.

1. 거울상 연구

약물경제학 연구에서 가장 흔히 시도되는 방법론은 소위 거울상 연구(mirror-image study)다. 이는 동일 환자를 대상으로 리스페리돈 장기지속형 주사제를 사용하기 전과 후의 입원 빈도나 기간, 직업종사기간 등을 측정하여, 소요 비용을 비교하는 연구다. 거울상 연구는 이론적으로는 간단하지만 방법론적으로 문제가 없는 것은 아니다. 일반적으로 리스페리돈 장기지속형 주사제를 투여하기 전 1년, 투여 후 1년과 같이 정해진 기간을 조사하기도 하고, 투여하고 난 다음 추적 관찰된 시간만큼 거슬러 올라가서 투여 전 기록을 조사하는 가변기간 조사법을 활용하기도 한다. 이렇게 임의적으로 기간을 정하기 때문에, 조사 기간 중 투여한 약을 제외하고 다른 모든 환자 상태가 동일하다고 보기는 어렵다. 또한 전후 기간 중 치료한 의

그림 7-1 3개의 거울상 연구(mirror image study)를 통해 얻어진 리스페리돈 장기지속형 주사제를 투여하기 전과 후의 재원일 변화 추이[1) 2) 3)]

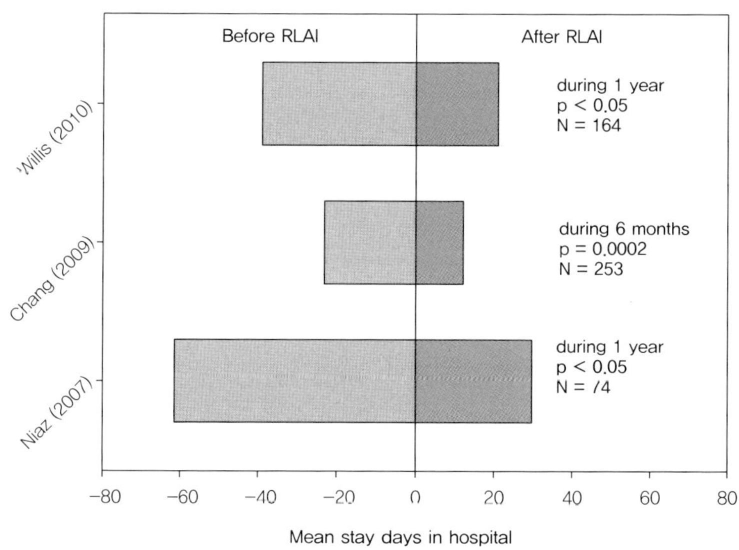

사가 다르다거나, 전반적인 의료정책에 변화가 있는 경우에도 결과가 비뚤리기 쉽다.

Niaz 등[1]이 영국에서 행한 연구에서는 리스페리돈 장기지속형 주사제를 사용하기 전과 후 평균 1년 동안의 입원 빈도나 재원기간을 비교했는데, 둘 다 리스페리돈 장기지속형 주사제 투여 후에 현저히 감소했으며, 환자 1인당 1,172파운드의 비용절감 효과가 있는 것으로 계산되었다. 타이완에서 시행된 Chang 등[2]의 연구에서는 전후 6개월을 비교했는데, 재원기간이 평균 23일에서 12일로 절반 가까이 줄어든 것으로 나타났다.

이에 비해 Young 등[4]은 리스페리돈 장기지속형 주사제를 투여했던 환자 중 1년 후 계속 유지하는 환자의 비율은 32.4%에 불과했으며, 입원 빈도나 재원일수가 오히려 크게 증가하였다고 보고하였다. 같은 연구진들은 2009년 발표된 논문에서 동일한 환자군을 재조사하였는데, 이때도 역시 투여 전후 3년간 재원일수는 중앙값으로 87일에서 192일로 증가하였다.[5] 이들의 연구에서 특이할 만한 것은 리스페리돈 장기지속형 주사제를 계속 투여하고 있는 환자에서는 재원일수가 투여 전과 후에 거의 변화가 없는 반면, 도중에 여러 가지 이유로 끊었던 환자는 뚜렷이 재원일수가 증가했다는 점이다. 따라서 만약 리스페리돈 장기지속형 주사제 투여를 좀 더 적극적으로 지속했다면 좀 더 고무적인 결과가 얻어지지 않았을까 하는 아쉬움이 남는다. 물론 저자들은 이런 점을 감안하더라도 여전히 리스페리돈 장기지속형 주사제의 높은 가격이 정당화되지는 않는다고 지적하고 있다.

2. 직접 비교연구

거울상 연구에 비해 직접 비교연구는 방법론적으로 좀 더 복잡하고 더 많은 수의 표본을 필요로 한다. 기존에 항정신병 약물을 복용하고 있던 일군의 환자들을 리스페리돈 장기지속형 주사제, 할로페리돌과 플루페나진 데포제제로 교체한 후 응급실 방문 횟수 및 입원 횟수를 비교해 본 연구에서, 세 경우 모두 교체 전에 비해 의료자원이용 횟수가 눈에 띄게 줄었으

나, 그 감소 정도는 리스페리돈 장기지속형 주사제가 근소한 차이나마 가장 우수하였다.[6)]

리스페리돈 장기지속형 주사제와 기타 비정형 약물을 직접 비교한 연구로는 얀센 사의 주도하에 시행된 e-STAR(electronic Schizophrenia Treatment Adherence Registry) 연구가 있다. 이 연구는 다국가, 다기관, 전향적 관찰연구로서 리스페리돈 장기지속형 주사제로 교체한 환자와 같은 시기에 기타 경구 비정형 약물을 투여한 환자를 실제 임상상황에서 2년간 추적 조사하였다. 우리나라에서도 2006년부터 환자가 등록되기 시작하였고 현재 활발히 연구가 진행 중이다. 현재 스페인에서 행해진 결과가 유일하게 정식 논문으로 발표되었다. 이에 따르면 연구 시작 전에 비해 리스페리돈 장기지속형 주사제 투여 군이나 경구 약물 투여군 모두 입원 횟수, 재원일이 줄어들었지만, 그 감소의 폭은 리스페리돈 장기지속형 주사제 투여군에서 유의하게 컸던 것으로 나타났다(2년간의 재원일 리스페리돈 장기지속형 주사제: 18.74일 감소, 경구 약물: 13.02일 감소).[7)] 이 기간 동안 소요된 비용을 보면 약물 교체 이전에는 약제비가 1개월당 128.16~142.76유로였던 것이 교체 후 405.80~407.33유로로 증가하였는데, 대신 그 외 직접 의료비가 335.91~446.25유로에서 52.62~61.44유로로 감소하여 전체적으로는 서로 상쇄되고 있는 것으로 나타났다.[8)]

이런 결과를 종합하면 리스페리돈 장기지속형 주사제가 의료자원 이용빈도를 줄이는 데 분명 경구 약물에 비해 이점이 있음을 알 수 있다. 그러나 그렇게 해서 얻어진 간접적 이익이 리스페리돈 장기지속형 주사제의 자체 비용을 상쇄하는지는 아마도 각 나라에서의 가격이나 의료정책 추세에 따라 달라질 것으로 예상된다. 아쉽게도 우리나라에서 이러한 약물경제학적 연구가 진행된 것은 없는 형편이다.

3. 약물경제학적 모델링 연구

약물경제학을 연구하는 학자들이 약물의 경제적 효과를 추정하기 위해 흔히 가정하는 모델로는 Discrete Event Simulation Model(DES)과 Decision Analytic Model(DAM)의 두 가지가 있다. 두 가지 모델은 모두 환자들의 연령이나 성별, 질병의 심각도, 예상되는 순응도나 부작용 빈도, 재발률 등과 같은 지표들을 이용하여 실제 상황과 가장 유사한 장면을 시뮬레이션 한 후 각 시나리오에서 소요되는 경비를 비교하는 방식으로 약물이나 치료의 경제성을 분석한다.[9)]

(1) DES 모델

Haycox 등[10)]은 DES를 사용하여 미국 및 유럽 각지의 의료 시스템 하에서 리스페리돈 장기지속형 주사제와 기타 치료를 비교하였는데, 각 나라의 특수한 상황을 막론하고 모든 나라에서 리스페리돈 장기지속형 주사제로 치료를 시작하는 것이 가장 경제적인 것으로 나타났다. Chue 등[11)] 역시 DES 모델을 이용하여 5년간에 걸쳐 예상되는 비용을 계산하였는데, 5년이 지났을 때 경구 리스페리돈과 비교해서 13,130캐나다달러를 절약할 수 있었다.

(2) DAM 모델

DAM 모델을 이용한 연구에서도 역시 근소한 차이지만 리스페리돈 장기지속형 주사제는 기타 비정형 약물보다 1년에 500~1,000달러를 절감할 수 있었다. 데포 할로페리돌보다는 무려 8,224달러를 아낄 수 있는 것으로 나타났는데, 그 주된 비용은 재발로 인한 입원에 드는 비용이었다.[12)]

그러나 이와는 전혀 반대되는 결과도 있어 눈길을 끈다. 슬로베니아에서 행해진 연구에서는 DAM을 사용하여 분석하였는데, 리스페리돈 장기지속형 주사제의 효과가 만족스럽다는 데는 이견이 없으나 기대되는 효과에 비해 약값이 너무 비싸다는 결론이 얻어졌다.[13)] 아마도 나라마다 약가 책정이 다르고, 재입원과 관련하여 드는 비용이 다른 만큼 미국과 유럽 각국의 결과를 우리나라에 그대로 적용시키기는 어려울 것으로 보인다.

미국과 유럽 각국에서 행해진 약물경제학적 모델링 연구에서 리스페리

표 7-1 약물경제학적 모델링으로 분석해 보았을 때, 리스페리돈 장기지속형 주사제를 사용했을 때 타 약물을 비교하여 절감될 것으로 예상되는 비용[14)]

비교 약물	미국 (1년 기준, US 달러)	캐나다 (5년 기준, 캐나다달러)	벨기에 (2년 기준, 유로)	독일 (5년 기준, 유로)
경구 리스페리돈	161	13,130		
경구 올란자핀	1,425		668	5,422
경구 퀘티아핀	508			
경구 지프라시돈	259			
경구 아리피프라졸	1,068			
데포 할로페리돌	8,224	6,908	5,373	1,608

돈 장기지속형 주사제를 사용함으로써 기대할 수 있는 경제적 이익에 대해서는 표 7-1에 요약하였다. 그러나 이들 자료 역시 소요되는 약가를 명시하지 않고 있어서 여전히 의문이 남는다. 게다가 우리나라의 현실을 반영하는 자료는 없는 실정이다.

참고문헌

1) Niaz OS, Haddad PM. Thirty-five months experience of risperidone long-acting injection in a UK psychiatric service including a mirror-image analysis of in-patient care. Acta Psychiatr Scand 2007; 116: 36-46.

2) Chang HC, Tang CH, Tsai SJ, Yen FC, Su KP. Long-acting injectable risperidone and hospital readmission: a mirror-image study using a national claim-based database in Taiwan. J Clin Psychiatry 2009; 70: 141.

3) Willis M, Svensson M, Lothgren M, Eriksson B, Berntsson A, Persson U. The impact on schizophrenia-related hospital utilization and costs of switching to long-acting risperidone injections in Sweden. Eur J Health Econ 2010.

4) Young CL, Taylor DM. Health resource utilization associated with switching to risperidone long-acting injection. Acta Psychiatr Scand 2006; 114: 14-20.

5) Taylor D, Fischetti C, Sparshatt A, Thomas A, Bishara D, Cornelius V. Risperidone long-acting injection: a 6-year mirror-image study of healthcare resource use. Acta Psychiatr Scand 2009; 120: 97-101.

6) Olfson M, Marcus SC, Ascher-Svanum H. Treatment of schizophrenia with long-

acting fluphenazine, haloperidol, or risperidone. Schizophr Bull 2007; 33: 1379-1387.

7) Olivares JM, Rodriguez-Morales A, Diels J, Povey M, Jacobs A, Zhao Z, et al. Long-term outcomes in patients with schizophrenia treated with risperidone long-acting injection or oral antipsychotics in Spain: results from the electronic Schizophrenia Treatment Adherence Registry (e-STAR). Eur Psychiatry 2009; 24: 287-296.

8) Olivares JM, Rodriguez-Martinez A, Buron JA, Alonso-Escolano D, Rodriguez-Morales A. Cost-effectiveness analysis of switching antipsychotic medication to long-acting injectable risperidone in patients with schizophrenia: a 12- and 24-month follow-up from the e-STAR database in Spain. Appl Health Econ Health Policy 2008; 6: 41-53.

9) Jahn B, Pfeiffer KP, Theurl E, Tarride JE, Goeree R. Capacity constraints and cost-effectiveness: a discrete event simulation for drug-eluting stents. Med Decis Making; 30: 16-28.

10) Haycox A. Pharmacoeconomics of long-acting risperidone: results and validity of cost-effectiveness models. Pharmacoeconomics 2005; 23 Suppl 1: 3-16.

11) Chue PS, Heeg B, Buskens E, van Hout BA. Modelling the impact of compliance on the costs and effects of long-acting risperidone in Canada. Pharmacoeconomics 2005; 23 Suppl 1: 62-74.

12) Edwards NC, Rupnow MF, Pashos CL, Botteman MF, Diamond RJ. Cost-effectiveness model of long-acting risperidone in schizophrenia in the US. Pharmacoeconomics 2005; 23: 299-314.

13) Obradovic M, Mrhar A, Kos M. Cost-effectiveness of antipsychotics for outpatients with chronic schizophrenia. Int J Clin Pract 2007; 61: 1979-1988.

14) Keith S. Use of long-acting risperidone in psychiatric disorders: focus on efficacy, safety and cost-effectiveness. Expert Rev Neurother 2009; 9: 9-31.

제 2 부

리스페리돈 장기지속형 주사제의 실제 사용 전략

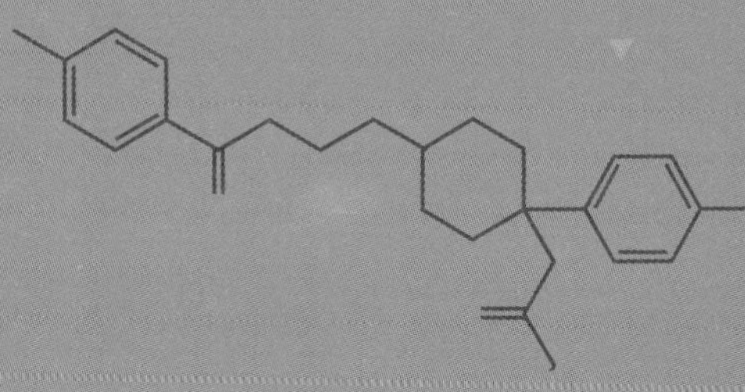

제 8 장 리스페리돈 장기지속형 주사제의 주사 방법

1. 포장과 내용물

리스페리돈 장기지속형 주사제는 한국에서 25mg과 37.5mg 두 가지 제형으로 출시되고 있다. 따라서 만약 50mg을 주사하고자 할 때는 25mg 약제를 2개 사용해야 한다. 1회용 주사분이 패키지로 포장되어 있으며, 포장을 한번 개봉하면 버려야 하기 때문에 정확한 용량을 선택한다. 비용을 아끼기 위해 50mg 약제를 두 차례 나눠 투여하는 것은 바람직하지 않다. 미세입자 제형이라는 특수조건 때문에 1회용 패키지 안에 약 성분이 든 바이알을 비롯하여 주사할 때 필요한 모든 도구가 함께 포장되어 있다.

리스페리돈 장기지속형 주사제를 이루는 미세입자는 수분이 닿으면 즉시 삼투압적 붕괴가 일어나기 시작하기 때문에 완전히 건조된 분말형태로 바이알에 보관되고, 주사를 하기 직전에 용매에 희석하게 된다. 또한 미세입자의 직경 때문에 반드시 20G 이상의 바늘을 써야 하며, 피하지방이 아

그림 8-1 리스페달 콘스타®(리스페리돈 장기지속형 주사제) 패키지의 외형과 내용물

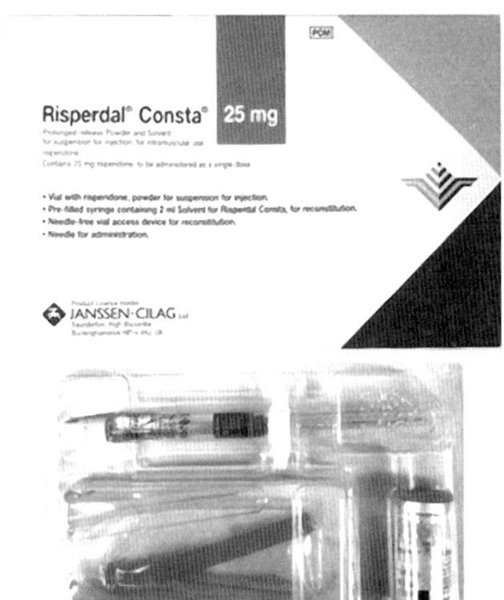

닌 근육층에 주사되어야 하기 때문에 충분히 긴 주사바늘을 사용해야 한다. 패키지 안에 동봉된 주사용 바늘은 이러한 직경과 길이 조건이 맞춰져 있으며, 특히 바늘을 보호하는 안전장치가 달려 있어서 불필요한 오염이나 신체손상을 최소화하고 있다. 또한 약제를 용매에 희석하는 과정에 사용되는 2개의 조제용 바늘이 들어 있는데, 이 역시 미세입자가 뭉치거나 손상되지 않고 불필요한 오염을 막기 위해 제조된 특수한 바늘이 사용되고 있다. 패키지에서 약을 꺼내 약물을 희석하고 주사하는 과정은 언뜻 보기에는 매우 까다로워 보이나 익숙해지면 큰 어려움 없이 수행할 수 있다.

2. 약제의 보관

리스페리돈 장기지속형 주사제 패키지는 섭씨 2~8도로 냉장보관한다. 부득이한 경우라도 섭씨 25도 이상의 환경에 노출되어선 안 된다. 만약 냉장보관이 어렵다면 섭씨 25도를 넘지 않는 한에서 실온에 1주일 정도 보관할 수 있다. 중요한 것은 일단 섭씨 8도 이상에 한 번이라도 노출되었다면 이후 1주일 이내에 주사를 하든가 폐기 처분해야 한다는 것이다.

그림 8-2 리스페달 콘스타®(리스페리돈 장기지속형 주사제) 패키지의 내용물

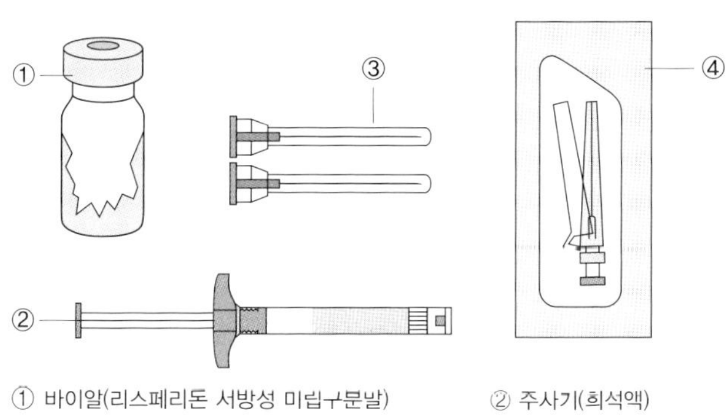

① 바이알(리스페리돈 서방성 미립구분말)
② 주사기(희석액)
③ 조제(혼합)용 바늘 2개
④ 투여용 바늘 1개

3. 패키지의 개봉

패키지를 개봉하면 먼저 내용물부터 확인한다. 패키지 하나에는 리스페리돈 장기지속형 주사제 분말이 든 바이알 1개, 희석액이 들어 있는 주사기 1개, 조제용 바늘 2개(20G, 2인치), 바늘 보호 기구가 달려 있는 근육주사용 바늘 1개(20G, 2인치)로 구성되어 있다.

4. 실제 투여 과정

리스페리돈 장기지속형 주사제의 실제 투여 과정은 그림 8-3과 같다. 리스페리돈 장기지속형 주사제 약제는 반드시 패키지 안에 제공된 희석액에 현탁시켜 사용해야 하며, 다른 약제나 용매를 사용해선 안 된다. 일단 현탁액을 만들면 섭씨 25도에서 적어도 6시간 내에 주사를 해야 하며, 현탁액을 만들어 놓고 다시 냉장고에 보관하는 일이 있어선 안 된다.

그림 8-3 리스페달 콘스타®(리스페리돈 장기지속형 주사제) 투여의 실제 과정

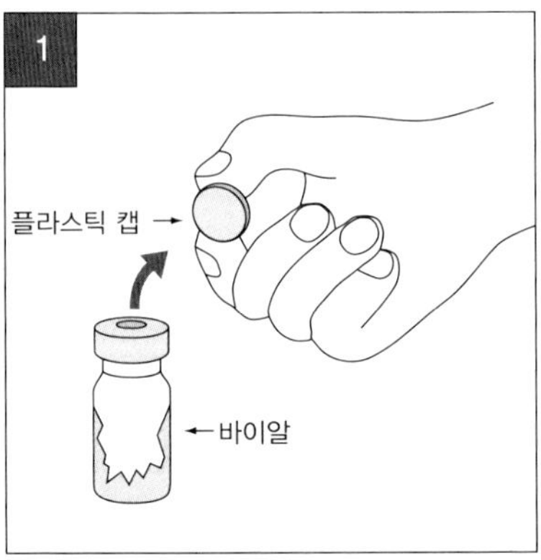

- 리스페달 콘스타®는 평상시에는 냉장 보관하게 되는데, 차게 냉장된 상태로 주사하면 환자가 심한 통증을 느낄 수 있으므로 주사 전 냉장고에서 약을 꺼내 실온에서 잠깐 방치하거나 손으로 감싸안아 냉기를 없앤다.
- 바이알의 플라스틱 캡을 벗긴다

2

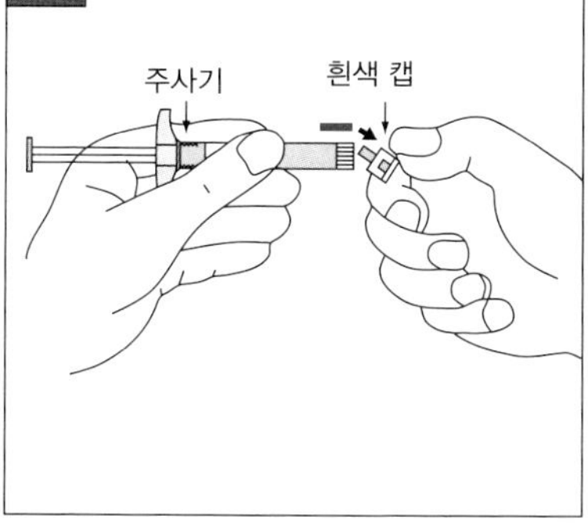

• 희석액이 들어 있는 주사기의 흰색 캡 연결부위를 그림과 같이 꺾어서 안쪽의 고무 마개까지 함께 벗긴다. 이때 캡 연결부위가 쪼개지는 경우가 있으니 유의한다.

3

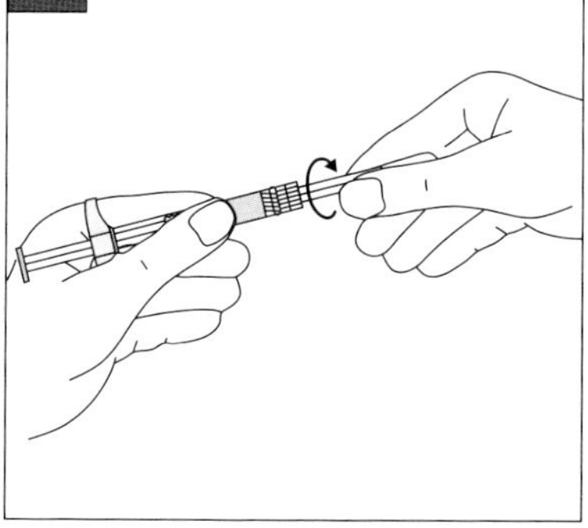

• 2개의 조제용 바늘 중 하나의 고무마개를 제거한 후 시계 방향으로 돌려서 희석액이 들어 있는 주사기에 부착한다.

4

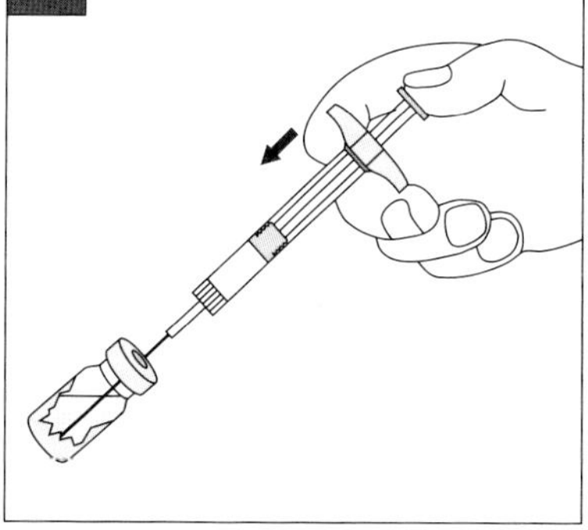

• 주사기에 연결된 바늘 덮개를 벗긴다. 이때 비틀어 벗기게 되면 바늘 연결부위가 헐거워지거나 빠질 수 있으므로 비틀지 않도록 유의한다.
• 주사기 안의 희석액 전량을 바이알에 밀어 넣고 주사기를 빼낸다.
• 바늘은 따로 떼내어 폐기한다.

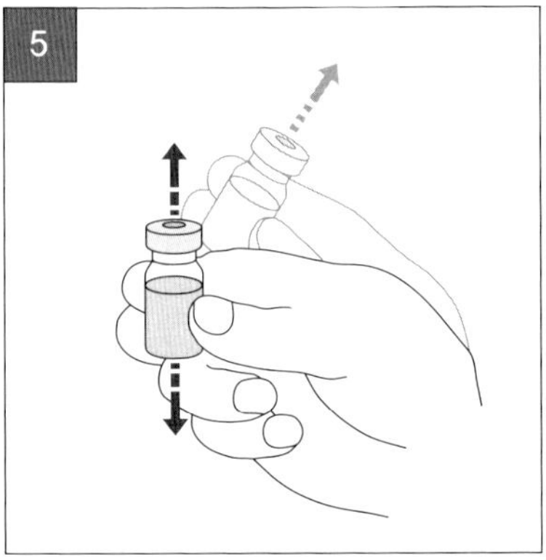

- 두 번째 조제용 바늘을 시계 방향으로 돌려서 주사기에 연결해 둔다.
- 희석액을 주입한 바이알을 적어도 10초 동안 힘차게 흔들어 내용물이 섞이게 한다.
- 바이알 내의 액체가 균일하고 두텁게 우윳빛을 띠면서 완전히 현탁되면 혼합이 완료된 것이다.

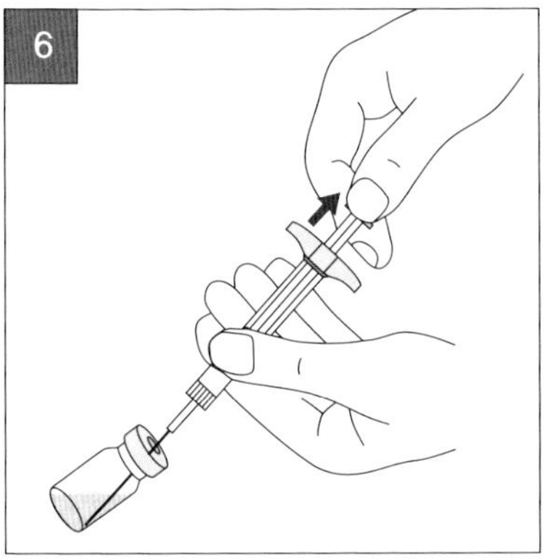

- 혼합이 끝나면 원칙적으로 즉시 환자에게 투여하는 것이 좋다. 만약 잠깐이라도 보관하여 현탁액이 가라앉으면 다시 흔들어 섞어야 한다.
- 주사기에 연결된 조제용 바늘의 덮개를 벗긴다. 이때도 역시 비틀지 않는다.
- 바이알로부터 천천히 현탁액 전량을 주사기에 취한다.

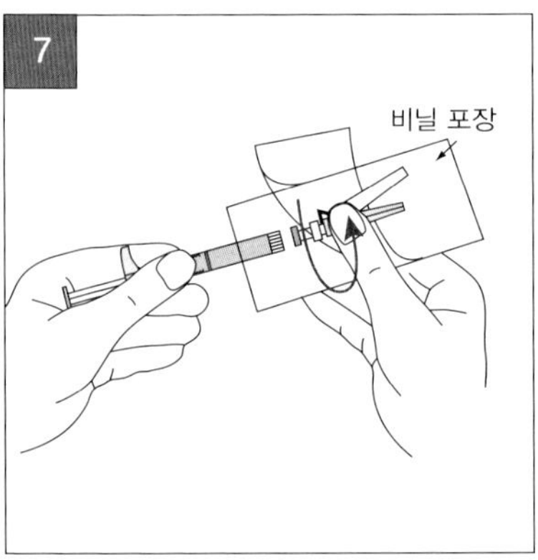

- 주사기를 바늘과 함께 바이알에서 빼낸다. 바늘을 시계 반대 방향으로 돌려서 주사기에서 빼낸 후 바늘은 적절하게 폐기한다.
- 바늘 보호 기구가 붙어 있는 근육 주사용 바늘의 비닐 포장(blister pouch)을 반쯤 벗기고 그림과 같이 포장째 바늘의 덮개 부분을 잡는다.

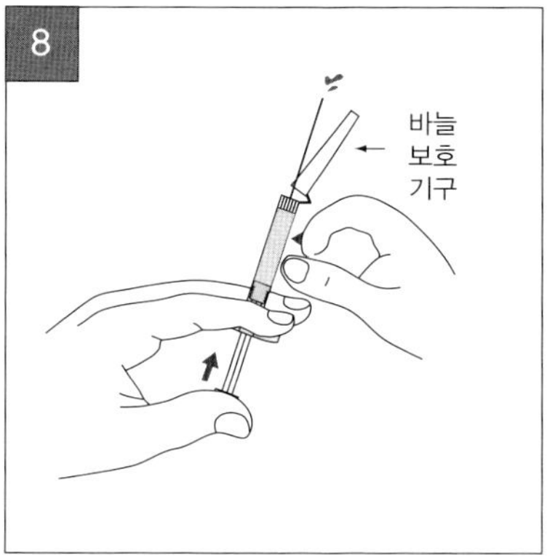

- 주사기에 투여용 바늘을 시계 방향으로 돌려서 끼운다. 바늘이 단단히 연결되도록 확인한다. 바이알로부터 벗겨낸 라벨을 주사기에 붙인다(용량에 착오가 생기지 않게 하기 위해서).
- 현탁액은 혼합 후 시간이 지남에 따라 약물이 가라앉을 수 있으므로 투여 전에 재현탁시켜야 할 수도 있다. 현탁액의 상태를 확인하고 필요하면 다시 세게 흔든다.
- 바늘에서 덮개를 제거하고, 주사기를 부드럽게 쳐서 공기방울이 위로 올라가게 한 다음 바늘을 똑바로 위쪽으로 세운 상태에서 피스톤(Plunger rod)을 밀어 공기방울을 제거한다.

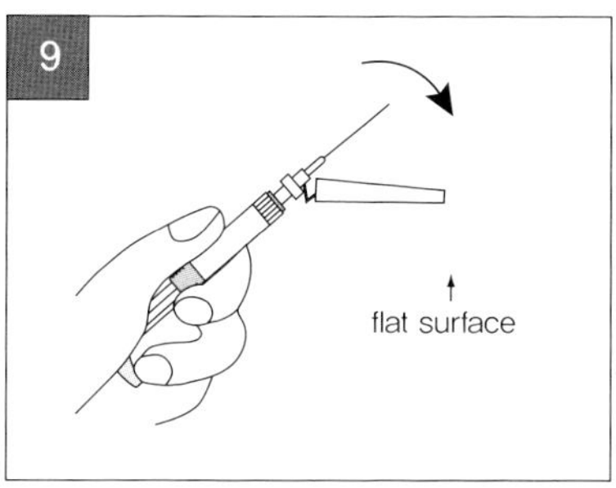

- 환자의 엉덩이에 전량 근육 주사한다.
- 투여가 끝난 후에는 한손으로 바늘을 보호기구에 넣는다. 그림과 같이 바늘 보호기구를 평평한 곳에 대고 바늘을 밀어 넣는다.
- 바늘이 보호 기구에 완전히 결합되었는지 확인한 후 주사기를 폐기한다.

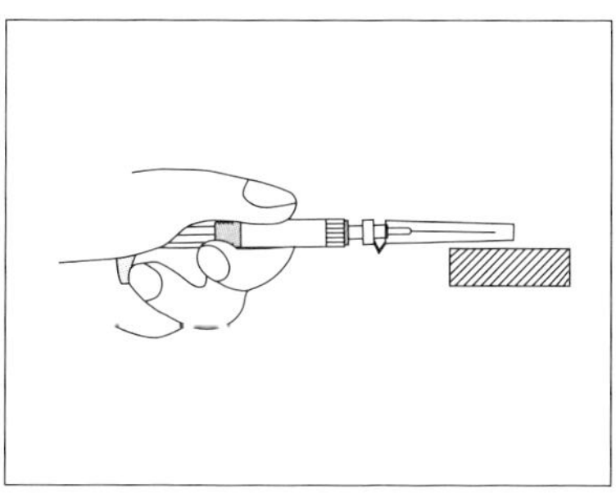

5. 주사 부위

비록 어깨 부위의 삼각근(deltoid muscle)에 주사하는 방식이 미국 식품의약국(FDA)으로부터 승인을 받았지만 엉덩이의 대둔근(gluteal muscle)에 주사하는 것이 가장 안전하다(어깨에 주사하는 패키지에는 다른 바늘이 들어 있기 때문에 엉덩이용으로 제조된 패키지로 어깨에 주사해선 안 된다. 어깨 투여용 패키지는 우리나라에서 2010년 8월 출시 예정이다). 대둔근에 주사할 때는 일반적 근육주사처럼 좌골신경(sciatic nerve)의 손상을 막기 위해 상부외측에 주사한다(그림 8-4). 길이가 약 5cm인 주사바늘이 거의 끝까지 들어가야 피하지방이 아닌 근육층에 주사되며, 심하게 마른 체형을 가진 사람에게는 근막에 닿지 않게 신경을 쓴다. 이에 비해 삼각근에 주사할 때는 1인치(= 2.5cm) 바늘을 사용한다.

2주에 한 번씩 맞을 때마다 좌우 엉덩이를 바꿔 가면서 번갈아 주사한다. 만약 50, 75mg을 사용할 때는 각각 25, 37.5mg 주사를 좌우 엉덩이에 한 대씩 모두 두 대 투여하면 된다.

바이알의 반만 쓴다고 해서 12.5mg이 투여되었다고 할 수 없으며, 미리

그림 8-4 리스페리돈 장기지속형 주사제의 권장 주사 부위

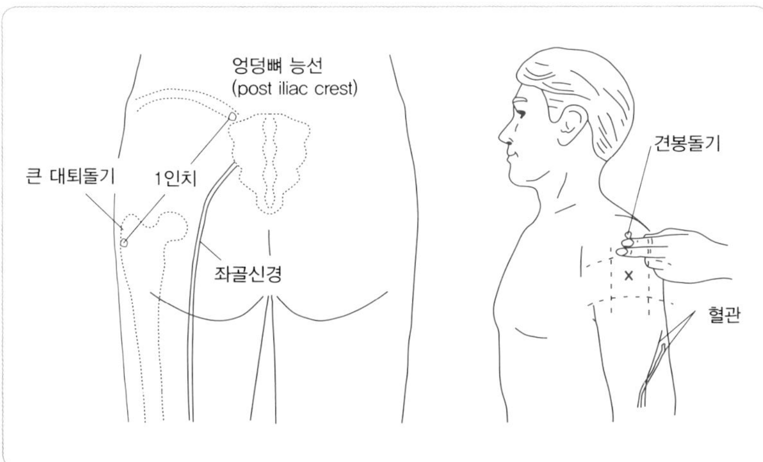

주사기에 재어진 용매를 절반만 쓸 수도 없다. 따라서 용량을 조절한다는 취지 하에 임의로 바이알의 일부만 주사하는 것은 권장되지 않는다.

6. 통증을 줄이기 위해 할 수 있는 방안

표 8-1 리스페리돈 장기지속형 주사제를 투여할 때 통증을 줄이기 위해 노력할 수 있는 사항들

- 특히 처음 투여하기 전에 전체 과정에 대해 충분히 설명하여, 환자가 자신에게 일어날 일을 이해할 수 있도록 한다.
- 조제용 바늘과 실제 투여용 바늘을 반드시 구분하여 사용한다(조제용 바늘은 더 구경이 크다).
- 엉덩이 근육이 충분히 이완될 수 있도록 자세를 잡아 준다.
- 주사할 때 근육에 힘을 빼라고 지도한다. 근육이 긴장되어 있으면 통증이 심할뿐더러 출혈이 생길 가능성이 높아진다.
- 주사 부위 피부를 소독한 후 충분히 건조시킨 후 주사한다.
- 이전 투여 시 통증을 호소한 적이 있다면, 주사 전에 얼음, 크림이나 스프레이 형태로 된 진통제를 사용하여 통증 감각을 최대한 마비시킨다.
- 이전 주사 부위를 기록해 두어 왼쪽 엉덩이와 오른쪽 엉덩이를 번갈아 사용할 수 있도록 한다. 이전 주사 부위 근처에 다시 주사해야 될 때는 적어도 2.5cm 이상 떨어진 곳에 주사한다.
- 근육을 촉진할 때 떨리거나 움찔하는 부위는 매우 민감한 영역이니 주사하지 않는다. 이런 부위에 주사하면 신경말단에 심한 자극이 가해질 수 있다.
- 주사바늘은 최대한 수직을 유지하여 조직이 찢기거나 밀리지 않도록 한다.
- 약물은 천천히 일정한 속도로(10초에 1mL 정도) 밀어넣어 근육이 액체로 된 약제에 적응할 수 있게 한다.
- 약물을 다 밀어 넣은 후 약 10초 정도 후에 바늘을 뺀다. 그래야 바늘 끝에 남아 있는 약제가 충분히 확산된다.
- 바늘을 뺄 때는 주사했을 때와 같은 각도로 빼야 한다.
- 주사한 부위를 마사지해서는 안 되며, 단지 거즈로 살짝 눌러 준다.

7. 환자에게 교육해야 할 사항

리스페리돈 장기지속형 주사제를 투여받는 환자, 보호자는 다음과 같은 사항에 대해 의사 및 기타 치료진으로부터 충분한 설명을 들어야 한다.

① 이 약물을 사용하게 된 배경과 기대되는 효과

② 가능한 부작용과 이러한 부작용 발생을 인지하는 데 필요한 정보
③ 문제가 생겼을 때 의료진과 접촉하는 방법
④ 약물을 투여하는 동안 가능하면 금해야 할 약물이나 음식, 특정한 활동 (예: 음주, 수면제 사용)
⑤ 약물을 투여하는 동안 발생한 일에 대해 꼭 의료진에 알려야 되는 경우 (예: 임신)

올란자핀 장기지속형 주사제와는 달리 주사를 맞은 후 심한 진정작용이 나타나지는 않기 때문에 보호자를 동반해야 할 필요는 없으며, 예외 상황이 아니라면 투여 후 의료진이 집중관찰을 해야 할 필요도 없다. 그러나 흔히 환자들이 겪게 되는 다음 부작용에 대해선 미리 알려 주어야 하며, 부작용이 심한 경우 즉시 의료진에게 연락하라고 해야 한다.

① 불면
② 불안, 안절부절
③ 두통
④ 떨림
⑤ 빈맥 혹은 기립성 저혈압
⑥ 근육 경직감
⑦ 체중 증가

제 9 장 리스페리돈 장기지속형 주사제 용량의 결정과 사용 실제

1. 용량과 치료 반응의 관련성

리스페리돈 장기지속형 주사제와 경구 리스페리돈의 등가용량, 그리고 리스페리돈 장기지속형 주사제의 용량–반응 관계는 그다지 명확하지 않으며 앞으로도 더 많은 임상데이터가 축적될 필요가 있다. RIS-USA-121 연구가 디자인될 때만 해도 리스페리돈 장기지속형 주사제 25~75mg이 경구 리스페리돈 2~6mg에 해당될 것으로 추측하여 용량을 정하였지만, 연구결과 50mg 이상은 그 이하에 비해 효과가 두드러지게 좋은 것도 아니면서 추체외로 증후군 등 부작용만 늘어난다는 것을 발견하였다. 이에 특별한 경우가 아니면 2주마다 25mg 투여로 충분하다는 견해에 도달했고, 제조사는 25 혹은 37.5mg을 공식적인 권장용량으로 삼게 되었다.[1] 제품 설명서상의 개략적인 지침에 따르면 이전에 경구 리스페리돈 4mg 이하의 용량에서 반응을 보였다면 25mg을, 그렇지 못했다면 37.5mg을 사용하는 것을 권한다.

그림 9–1 리스페리돈 장기지속형 주사제를 12주 사용한 후 각 용량군에서 PANSS 총점이 변화한 정도

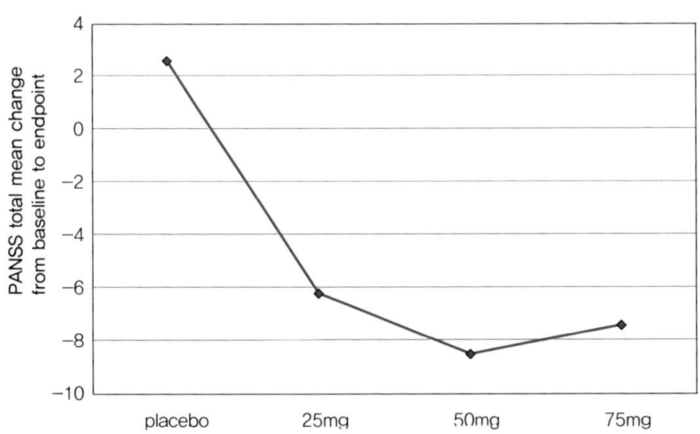

RIS-USA-121 연구 자료

그림 9-2 경구 리스페리돈과 리스페리돈 장기지속형 주사제를 각기 다른 용량으로 투여했을 때 혈장에서 검출되는 활성성분의 농도[2)]

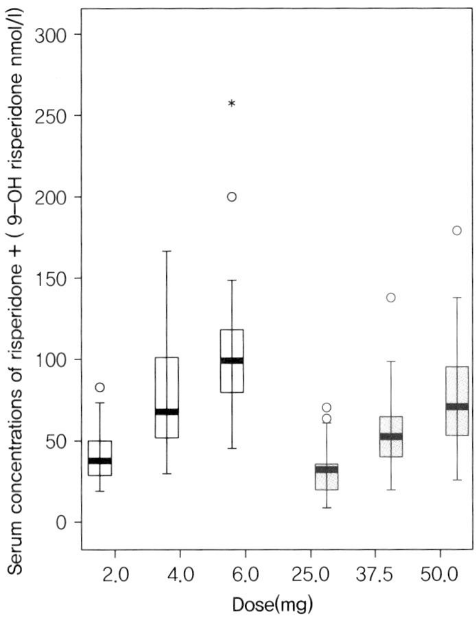

활성성분: risperidone + 9 - OH - risperidone

이론적으로 경구 리스페리돈과 리스페리돈 장기지속형 주사제의 등가용량을 정하기 위해서는 혈중농도를 이용하는 방법과 도파민 D_2 수용체 차단 정도를 측정하는 두 가지 방법을 사용할 수 있다. 번서 리스페리돈과 9-OH-risperidone을 합친 활성성분의 농도를 이용하여 등가용량을 추정해 보면, 경구약 2, 4, 6mg이 각각 리스페리돈 장기지속형 주사제 25, 37.5, 50mg에 해당되는 것으로 보여진다(그림 9-2).

이에 비해 도파민 D_2 수용체 차단을 이용한 연구결과는 연구에 따라 결과 차이가 상당하기 때문에 일관된 추정치를 내기 힘들다. Gefvert 등[3)]은 25, 50, 75mg 각각의 D_2 수용체 차단율이 25~48, 59~83, 62~72% 정도라고 발표했으나, 그 다음 해에 이루어진 Remington 등[4)]에 의하면 이전 주사 후 2주가 지나 혈중농도가 최저점에 도달했을 때에도 D_2 차단율이 각각 54, 65.4, 75%에 달하여 25mg만 사용해도 충분한 D_2 수용체 차단을 꾀할 수 있는 것으로 나타났다. 비정형 항정신병 약물의 최적용량이 D_2 수용체를 65~80% 차단하는 수준임을 감안할 때, 역시 50mg 이상의 용량은 불필요하다고 추론해 볼 수 있다.

아마도 리스페리돈 장기지속형 주사제는 경구 약에 비해 혈중농도의 변동폭이 적고, 비교적 일정 수준 이상 유지되기 때문에, 좀 더 낮은 용량을 써도 충분한지 모른다. 그러나 제조사의 권유에도 불구하고 조금씩 자신감을 갖게 된 임상의들은 점점 더 용량을 높여 사용하기 시작하였고, 나아가 권장용량이 상향조절되어야 한다고 주장하였다. 실제로 많은 임상가들은 투여 초기에는 25mg을 사용했다 하더라도 점점 용량을 높여 가는 경향이 있다. 2005년 우리나라에서 조사한 자료에서는 치료 10주가 경과했을 때 4%라는 적지 않은 수의 환자가 50mg을 투여받고 있었다.[5] 비슷한 시기에 발표된 SToRMi trial 자료를 보면 6개월이 지난 후 25mg 용량을 유지하는 군은 44%에 불과하였고, 1/3에 가까운 환자가 50mg으로 증량하여 유지하고 있었다.[6]

경구 리스페리돈의 경우에서도 추체외로 증후군만 조절할 수 있다면 용량을 더 올리지 못할 이유가 없었던 것처럼, 리스페리돈 장기지속형 주사제 역시 같은 논리로 접근할 수 있을 것이다. Simpson 등[7]은 25, 50mg 두 용량을 1년간 유지한 후 그 효과를 직접 비교하였다. 그 결과 25mg 사용군에서 1년간의 재발률은 21.6%인 반면 50mg 사용군에서는 14.9%로 유의하게 낮았다. 특히 기존에 경구 리스페리돈을 일일 4mg 이하로 복용하던 환자만 따로 분석했을 때도 마찬가지 결과가 얻어져서(17.2% 대 8.6%), 기존 용량에 무관하게 충분한 용량을 사용하는 것이 이득이 있음을 보여 주었다.

타이완에서 행해진 Bai 등의 연구[8]는 매우 흥미롭다. 이들은 제조사의 권장사항에 근거하여 기존에 경구 리스페리돈 4mg 이하를 투여하던 군은 25mg, 4~6mg 투여하던 군은 37.5mg, 6mg 이상 투여하던 군은 50mg이라는 스케줄로 경구 약에서 교체하였다. 1년에 걸쳐 그 결과를 추적조사했

그림 9-3 리스페리돈 장기지속형 주사제를 25mg과 50mg 용량으로 1년간 유지하였을 때 재발하지 않고 유지된 환자의 비율[7)]

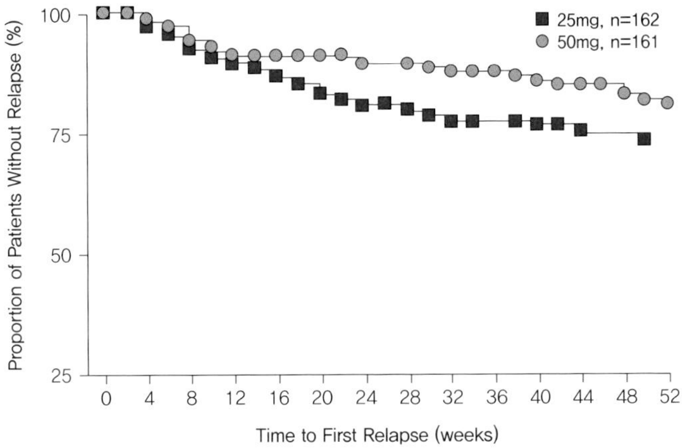

Kaplan-Meier 생존곡선으로 표시

을 때 유독 37.5mg으로 교체한 군은 오히려 PANSS 총점이 증가하여 임상상이 악화되었고, 활성성분의 농도 역시 경구 약을 먹을 때와 비교하여 유의하게 저하되는 양상을 보였다. 이 결과는 환자에 대한 세심한 평가 없이 기계적으로 경구 리스페리돈 4~6mg을 리스페리돈 장기지속형 주사제 37.5mg으로 교체하는 전략은 재발 위험을 높일 수도 있음을 의미한다.

위의 연구들을 종합하여 고려해 볼 때, 비록 리스페리돈 장기지속형 주사제가 도입된 초기에는 비교적 낮은 용량으로도 충분한 효과를 볼 수 있다는 데 의견이 모아졌지만, 실제 임상경험이 쌓이면 쌓일수록 리스페리돈 장기지속형 주사제 역시 충분한 용량을 사용해야 한다는 의견이 지배적이다. 결국 중요한 것은 환산 농도표에 의한 기계적인 접근이나 제약사의 권장사항을 그대로 따르기보다는 임상가의 면밀한 관찰에 의해 용량을 결정해야 하며, 부작용을 최소화하는 한계 내에서 충분한 용량을 써야 한다는 약물치료의 대원칙을 항상 염두에 두어야 한다는 것이다.

2. 리스페리돈 장기지속형 주사제 사용 실전

리스페리돈 장기지속형 주사제를 어떻게 사용해야 가장 우수한 효과를 얻을 수 있는지에 대해서는 아직도 연구가 축적되어야 할 필요가 있으며, 임상가의 창의적인 시도가 빛을 발할 여지가 있다. 그러나 약동학적 특성이나 임상시험 자료를 바탕으로 비교적 표준적인 지침이 세워져 있다.

(1) 치료 시작

치료를 시작할 때는 먼저 목표 용량을 결정하는 것부터 시작한다. 이때 과거 병력이 가장 중요한 역할을 한다. 기존에 항정신병 약물을 고용량 투여해야만 했던 전력이 있다면 최소한 리스페리돈 장기지속형 주사제를 37.5 내지 50mg을 투여해야만 하며, 기존에 약을 쓴 적이 없는 초발 환자나, 경구 리스페리돈 1일 2mg 이하로 충분히 조절되었던 환자는 25mg을 목표 용량으로 잡는다.

만약 기존에 경구 약이든 주사제든 리스페리돈을 써 보지 않았던 환자라면 약물특이반응(idiosyncratic reaction)의 위험을 줄이기 위해 약 이틀 정도는 시험 삼아 경구 리스페리돈 1~2mg을 투여해 보는 것이 권장된다. 별 다른 이상이 발견되지 않는다면 3일째부터 리스페리돈 장기지속형 주사제를 투여한다. 목표 용량에 관계없이 투여 시작은 25mg으로 하는 것이 권장되나, 환자의 증상이 매우 심하고 목표 용량이 50mg 이상으로 예상된다면 37.5mg으로 시작할 수도 있다.

리스페리돈 장기지속형 주사제는 약물동역학상 초기 3주 동안에는 안정된 혈중농도에 도달하지 못하기 때문에 이 기간 동안에는 기존에 사용하던 경구 항정신병 약물을 계속 사용하거나 혹은 경구 리스페리돈을 투여해야 한다. 비록 일부 임상연구에서 이러한 중간단계를 생략하고 리스페리돈 장기지속형 주사제로 직접 교체하여 만족스러운 효과를 달성한 경우도 있지만, 실제 임상에서는 매우 위험한 전략이다.

(2) 기존 약물의 교체전략

1) 기존에 단일 경구 약물을 사용하던 경우

기존에 다른 항정신병 약물을 쓰지 않던 환자라도 리스페리돈 장기지속형 주사제 투여 초기에는 경구 리스페리돈을 보충해 주는 것이 필요하기 때문에, 예외적인 경우를 제외하면 모든 환자에서 교체전략을 적용하게 한다. 잘 알려진 바대로 기존의 약물을 새 약물로 교체하는 데는 4가지 방법이 있는데(그림 9-4), 리스페리돈 장기지속형 주사제를 사용할 때는 이 중 마지막 방법인 Plateau-Cross-taper 방법을 약간 수정한 방법이 권장된다.

일반적으로는 리스페리돈 장기지속형 주사제를 투여하기 시작한 후 약 3주간은 기존 약물을 용량을 조절하지 않고 그대로 유지하며, 3주가 지난 후 3~4일에 걸쳐서 감량한다. 환자 상태가 불안정하다면 이보다 더 오래 병용투여한다. 만약 이전에 사용한 약물이 퀘티아핀처럼 진정효과가 강한 약물이었다면 그렇지 않은 약물에 비해 좀 더 병용기간을 오래 잡아야 할 수도 있다.

리스페리돈 장기지속형 주사제 투여를 시작한 지 3주가 지나 경구 약물을 끊을 때가 되었는데, 환자 상태가 만족스럽지 못하다면 리스페리돈 장

그림 9-4 기존 항정신병 약물에서 새로운 약으로 교체할 때 구사할 수 있는 다양한 전략[9)]

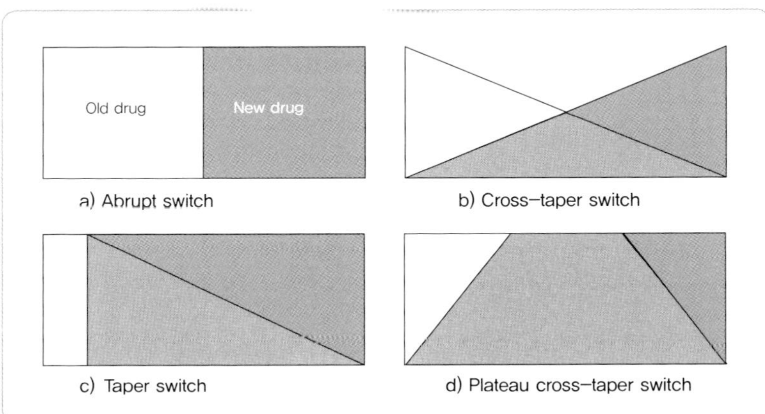

그림 9-5 리스페리돈 장기지속형 주사제를 처방하고자 할 때 기존의 경구 약물을 줄여 나가는 일반적인 방법[10)]

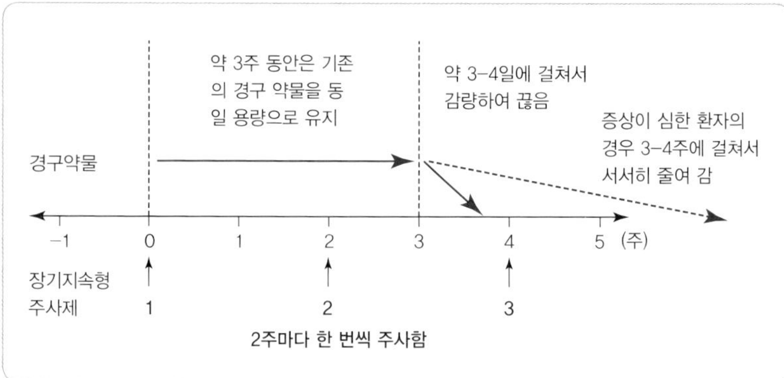

기지속형 주사제의 용량을 높일 것인지 아니면 경구 약물을 좀 더 오래 사용할 것인지 고민하게 된다. 그러나 리스페리돈 장기지속형 주사제는 용량을 바꾸고 나서 항정 상태에 도달하기까지 약 6~8주가 걸리기 때문에 용량을 올리는 것은 적어도 8주 후에 결정한다. 차라리 리스페리돈 장기지속형 주사제의 용량을 올리기 전까지 경구 약물을 계속 투여하는 것이 더 효과적일 수 있다.

2) 기존에 데포 제제를 사용하던 경우

만약 기존에 할로페리돌 데카노에이트와 같은 데포 제제를 맞고 있던 환자라면 마지막 주사를 맞은 후 최소 1~2개월은 충분한 혈중농도를 유지하므로, 직접 교체(direct switching)를 해도 별 문제가 없다.

3) 기존에 두 가지 이상의 경구 약물을 투여하던 경우

이때는 경구 약물을 병용 투여하는 기간을 좀 더 길게 잡는다. 기존에 투여하던 약물 중 치료에 가장 핵심이 된다고 생각하는 약물만을 리스페리돈 장기지속형 주사제와 병용 투여할 것인지, 아니면 기존에 쓰던 약을 모두 그대로 유지할 것인지에 대해선 정해진 지침이 없다. 안전을 위주로 한다면 모든 약을 그대로 유지하였다가 리스페리돈 장기지속형 주사제 투여 3주 시점부터 하나씩 감량하는 것이 바람직할 것이다. 한 가지 주의할 점은 리스페리돈 장기지속형 주사제의 용량을 결정할 때는 병용 투여되던 경구 약물 모두의 합산용량을 기준으로 삼아야 한다는 점이다. 물론 정확한 환산용량은 정해진 바가 없지만 항상 염두에 두어야 한다.

(3) 기존의 항콜린성 약물 투여 방법

리스페리돈 장기지속형 주사제는 경구 약물보다 추체외로 증후군이 적은 것으로 알려져 있다. 그렇다 하더라도 기존에 경구 약물을 쓰면서 추체외로 위험 때문에 항콜린성 약물을 사용하고 있었다면 기존 약물이 체내에서 완전히 빠져 나갈 때까지는 계속 사용하는 것이 원칙이다. 때문에 경구 약물을 끊고 나서도 약 2~3주는 항콜린성 약물을 쓰는 게 원칙이며, 기존에 데포 제제를 사용했다면 적어도 한 달 이상은 잡아야 한다. 이렇게 계산한다면 리스페리돈 장기지속형 주사제를 투여하기 시작한 후 적어도 6주 가까이 항콜린성 약물을 유지해야 한다는 의미가 된다. 물론 리스페리돈 장기지속형 주사제 자체 때문에도 추체외로 증상이 생길 가능성은 충분히 존재하므로, 항콜린성 약물 지속 여부는 정해진 원칙보다는 추체외로 증후군 발생에 대한 세심한 관찰에 의거해야 한다.

(4) 기존의 벤조디아제핀 투여 방법

벤조디아제핀은 정신분열병의 약물요법에서 흔히 병용되는 약물로 수면의 조절, 불안의 감소, 부작용의 경감 및 항정신병 약물의 효과 증강의 목적으로 사용된다. 경구 리스페리돈의 경우 역시 좌불안석의 가능성 때문에 벤조디아제핀이 흔히 병용 투여되어 왔다. 리스페리돈 장기지속형 주사제 투여 시 임상의는 딜레마에 빠지게 된다. 투여 용이성을 최대한 살리려면 벤조디아제핀의 사용을 최대한 자제해야 되겠지만, 가장 흔한 부작용인 불안, 불면, 초소 증상을 해결하려면 역시 최석의 내안은 벤조디아제핀이다. 따라서 정해진 지침 없이 임상가의 판단에 따를 수밖에 없으나,

이런 비특이적 부작용이 흔히 치료 초기에 국한된다는 것에 기대를 걸어 볼 수 있겠다.

(5) 리스페리돈 장기지속형 주사제의 투약을 빠뜨렸을 때의 전략

만약 환자가 주사를 맞기로 예정된 날짜에 오지 않았다면 어떻게 해야 하는가? 며칠 정도 늦어지는 것은 상관없는가? 환자가 한참 후에야 다시 방문했다면 새로 경구약을 추가해야 하는가? 이러한 질문들은 약물동역학적 성질을 자세히 살펴본 후에야 답할 수 있다. 항정 상태에 도달하는 데 시간이 오래 걸릴수록, 일단 도달한 항정 상태는 비교적 안정되게 유지된다. 따라서 처음 리스페리돈 장기지속형 주사제를 투여받기 시작한 지 8주 이상 지나 항정 상태에 도달했다면 예정된 다음 투여일에 환자가 오지 않았다 하더라도 약 4주 정도는 충분한 용량을 체내에 유지한다. 따라서 일반적으로 환자가 스케줄을 어기면 최대한 빠른 시일 내에 다음 용량을 투여 받도록 조치하며, 스케줄에서 늦춰진 기간이 4주 이내(마지막 투여로부터 6주 이내)라면 특별히 다른 조치를 취하지 않아도 되지만, 만약 4주가 지났다면 리스페리돈 장기지속형 주사제를 처음 사용할 때처럼 경구 항정신병 약물을 보충하면서 투여해야 한다.

그러나 만약 리스페리돈 장기지속형 주사제 투여를 시작한 지 아직 8주

표 9-1 환자가 정해진 투약 날짜를 놓쳤을 때 다시 투여를 시작하는 방법[10]

투여를 시작한 지 8주가 지났음	마지막 투여 이후 지나간 시간	전략
예	3~4주	가급적 빨리 재투여한다. 특별한 처치는 필요하지 않다.
	4~6주	가급적 빨리 재투여한다. 증상 재발 여부를 세심히 관찰한다.
	6주 이상	가급적 빨리 재투여한다. 최소한 3주 동안 경구 항정신병 약물을 병용 투여한다.
아니오	2주 이상	가급적 빨리 재투여한다. 최소한 3주 동안 경구 항정신병 약물을 병용 투여한다.

가 되지 않아 항정 상태에 도달하지 않았다고 판단된다면, 정해진 스케줄에 비해 얼마가 늦어졌든지 간에 다시금 경구 리스페리돈을 3주 이상 보충 투여한다.[10)]

(6) 유지요법 시의 리스페리돈 장기지속형 주사제의 용량조절

경구 항정신병 약물을 사용하여 유지요법을 하는 경우에도, 급성기 시의 용량을 그대로 유지해야 한다는 의견과 최소량으로 줄어야 한다는 의견 사이에 치열한 다툼이 있어 왔다. 리스페리돈 장기지속형 주사제의 경우 역시 환자의 증상이 관해 상태에 이르고 안정화되면 용량을 어떻게 해야 할지 고민을 안 할 수 없다.

기존의 데포 제제는 이런 경우 용량을 조절하는 대신 주사를 맞는 기간을 늘려 잡기도 했으나, 리스페리돈 장기지속형 주사제는 기간을 늘려 잡

그림 9-6 한국에서 수행된 e-STAR 연구에서 나타난 리스페리돈 장기지속형 주사제의 시간 경과에 따른 투여 용량 변화 추이

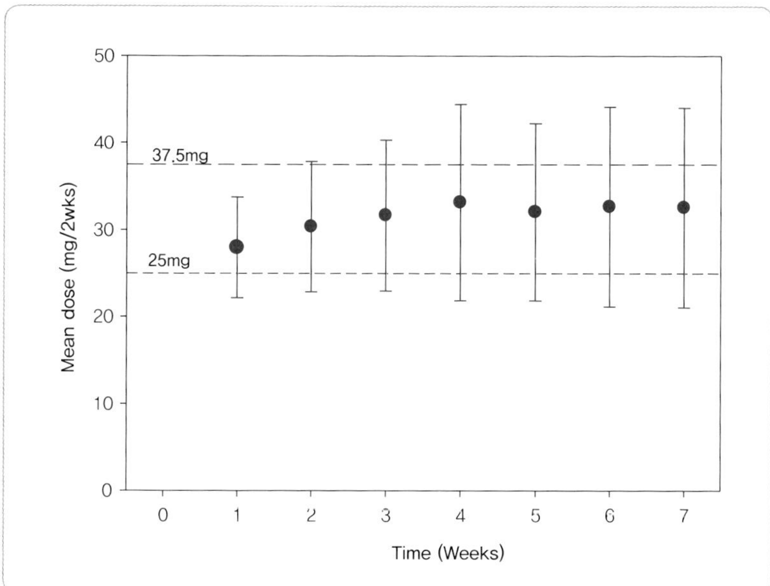

는 것은 허용되지 않는다. 미세과립이라는 독특한 기전은 반복해서 주사를 맞았다 해도 체내 누적이 되지 않을뿐더러 약물 흡수의 동역학이 바뀌지 않는다. 용량을 조금 높게 쓴다 해도 역시 기간을 늘려 잡을 수는 없다. 평균 혈중농도는 동일할지 몰라도 혈중치의 변동이 너무 심해져서 소기의 치료성과를 달성하기 어렵다.[11]

만약 급성기에 37.5mg이나 50mg을 사용하고 있다면 감량을 고려할 수 있다. 감량을 시도할 때는 12.5mg씩 하게 되며, 한 번 용량을 바꾼 후에는 적어도 3개월 정도는 그대로 둔다. 그러나 임상 실제에서는 유지요법 시 용량을 줄이는 일이 많지 않으며, 대부분은 무리해서 50mg을 투여하다가 환자가 안정상태에 도달하면 37.5mg으로 낮추는 정도다. 이러한 양상은 한국에서 행해진 e-STAR 연구결과에 반영되고 있다.

(7) 일시적 증상악화와 재발

안정상태에 있던 환자이고 충실히 약물투여를 하고 있던 경우라도 재발되거나 일시적 증상악화(breakthrough symptom)가 나타날 수 있다. 임상의는 이 둘을 구분해야 하는데, 재발이 아니라도 갑작스러운 불안이나 우울감, 또는 일시적 정신증의 악화가 생겼다가 금새 호전될 수 있기 때문이다. 최근의 심리사회적 변화나 약물동역학에 영향을 주었을 만한 인자를 찾고, 해당 증상이 부작용일 가능성 또한 타진해야 한다.

일시적 증상악화라고 판단된다면 경구 항정신병 약물을 추가하여 증상을 조절한다. 만약 경구 약을 추가하여 2주 정도 경과 후 증상이 잘 조절되었다면 면밀하게 평가하면서 추가된 경구약을 감량해 나간다. 하지만 만약 2주 정도 경과해도 증상이 조절되지 않는다면 재발로 판단하고 용량을 올리거나 아예 다른 클래스의 약으로 바꾸는 것을 고려한다.

만약 경구 약물을 추가했을 때 증상이 조절되었다가 감량하는 과정에서 또다시 증상이 나타난다면 이는 리스페리돈 장기지속형 주사제의 용량을 상향 조정해야 한다는 신호로 보아야 한다. 또한 일시적 증상 악화가 잦을 때도 역시 용량을 올리는 것을 고려한다.

참고문헌

1) Keith SJ, Kane JM, Turner M, Conley RR, Nasrallah HA. Academic highlights: guidelines for the use of long-acting injectable atypical antipsychotics. J Clin Psychiatry 2004; 65: 120-131.

2) Nesvag R, Hendset M, Refsum H, Tanum L. Serum concentrations of risperidone and 9-OH risperidone following intramuscular injection of long-acting risperidone compared with oral risperidone medication. Acta Psychiatr Scand 2006; 114: 21-26.

3) Gefvert O, Eriksson B, Persson P, Helldin L, Bjorner A, Mannaert E, et al. Pharmacokinetics and D2 receptor occupancy of long-acting injectable risperidone (Risperdal Consta) in patients with schizophrenia. Int J Neuropsychopharmacol 2005; 8: 27-36.

4) Remington G, Mamo D, Labelle A, Reiss J, Shammi C, Mannaert E, et al. A PET study evaluating dopamine D2 receptor occupancy for long-acting injectable risperidone. Am J Psychiatry 2006; 163: 396-401.

5) 정석훈, 조성진, 김찬형, 박원명, 윤진상, 정인원 등. 리스페리돈 장기지속형 주사제의 효용과 안정성: 12주 다기관 경구 항정신병 약물로부터 교체연구. 신경정신의학 2005; 16: 109-120.

6) Moller HJ, Llorca PM, Sacchetti E, Martin SD, Medori R, Parellada E. Efficacy and safety of direct transition to risperidone long-acting injectable in patients treated with various antipsychotic therapies. Int Clin Psychopharmacol 2005; 20: 121-130.

7) Simpson GM, Mahmoud RA, Lasser RA, Kujawa M, Bossie CA, Turkoz I, et al. A 1-year double-blind study of 2 doses of long-acting risperidone in stable patients with schizophrenia or schizoaffective disorder. J Clin Psychiatry 2006; 67: 1194-1203.

8) Bai YM, Ting Chen T, Chen JY, Chang WH, Wu B, Hung CH, et al. Equivalent switching dose from oral risperidone to risperidone long-acting injection: a 48-week randomized, prospective, single-blind pharmacokinetic study. J Clin Psychiatry 2007; 68: 1218-1225.

9) Buckley PF, Correll CU. Strategies for dosing and switching antipsychotics for optimal clinical management. J Clin Psychiatry 2008; 69 Suppl 1: 4-17.

10) Marder SR, Conley R, Ereshefsky L, Kane JM, Turner MS. Clinical guidelines: Dosing and switching strategies for long-acting risperidone. J Clin Psychiatry 2003; 64 Suppl 16: 41-46.

11) Wilson WH. A visual guide to expected blood levels of long-acting injectable risperidone in clinical practice. J Psychiatr Pract 2004; 10: 393-401.

제10장 특수환자군에서 리스페리돈 장기지속형 주사제의 사용

1. 분열정동장애와 양극성 장애
2. 노인 환자에서의 사용
3. 초발 환자에서의 사용
4. 임신 환자에서의 사용

1. 분열정동장애와 양극성 장애

초창기의 리스페리돈 장기지속형 주사제 임상연구에서도 분열정동장애 환자가 연구 대상군에 포함되어 있었기 때문에 이에 대한 효과는 입증되었다고 보겠다. 기존 자료를 재분석한 결과에서도 분열정동장애 환자에 대한 효과는 매우 만족스러웠으며, 안전성에 있어서도 정신분열병 환자와 차이를 보이지 않았다.[1, 2] 그러나 이들 연구에서 반응을 평가한 주요 지표는 PANSS였기 때문에 정동증상에 대해서도 만족스러운 효과를 보이는지는 후속 연구가 필요하였다. 이에 대한 답은 양극성 장애 환자에 대한 연구결과가 발표된 후에 얻어졌다.

2009년 5월 미국 FDA는 양극성 장애 환자의 유지 치료에서 단독 혹은 리튬, 발프로에이트 등 기분안정제와의 병용요법으로 리스페리돈 장기지속형 주사제의 사용을 허가하였다. 경구 리스페리돈이 일찍이 2003년에 양극성 장애에 단독 혹은 병용요법으로 허가를 받았기 때문에 놀라운 사실은 아닐 것이다. 어찌 보면 양극성 장애 환자는 훨씬 재발이 잦고, 또 이들은 정신분열병 환자와는 달리 좀 더 적극적인 라이프스타일을 영위한다는 면에서 리스페리돈 장기지속형 주사제가 가장 유용하게 쓰일 수 있는 환자군이 바로 양극성 장애 환자들인지도 모른다.

양극성 장애 환자에게 리스페리돈 장기지속형 주사제가 유용하게 쓰일 수 있다는 최초의 논문은 2007년 국내 연구진에 의해 발표된 논문이다.[3] 비록 11명이라는 적은 수의 양극성 장애 환자를 대상으로 했고, 기존에 사용하던 경구 비정형 약물에 비해 효과가 떨어지지 않는다는 것을 입증하는 데 그치긴 했지만, 대신 환자와 보호자의 만족도가 유의하게 높았다는 것을 확인할 수 있었다. 후속된 본격적인 연구[4]에서는 49명의 양극성 장애 환자를 대상으로 기존의 비정형 약물을 그대로 투여한 군과 리스페리돈 장기지속형 주사제로 교체한 군을 서로 비교하였다. 흥미롭게도 CGI, YMRS로 측정한 조증 증상의 호전은 리스페리돈 장기지속형 주사제로 바꾼 환자군에서만 유의하게 나타난 반면, HAM-A로 측정한 불안 정도는 경구 투약군에서만 호전이 보였다. MADRS는 별반 변화가 없던 것으로 보아 아마도 이는 불안이 리스페리돈 장기지속형 주사제의 흔한 부작용이라는 데 기

그림 10-1 양극성 장애 환자의 장기 유지요법에서 리스페리돈 장기지속형 주사제를 기존 치료에 병용했을 때와 그렇지 않았을 때를 이중맹검으로 비교했을 때, 영 조증 평가척도(YMRS)로 평가한 조증 증상의 변화와 몽고메리 아스버그 우울증상 평가척도(MADRS)로 평가한 우울 증상의 변화[6]

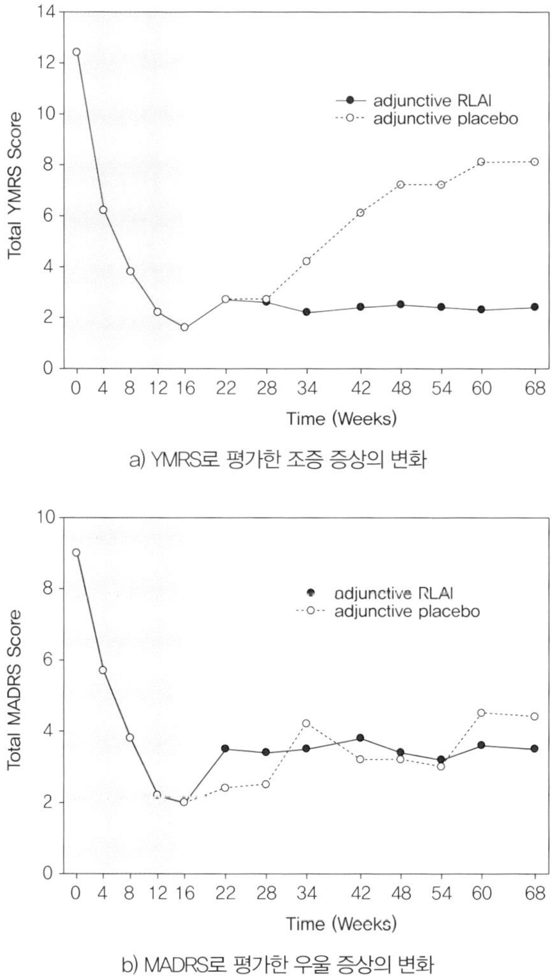

인한 것 같다. 29명의 양극성 장애 환자에게 리스페리돈 장기지속형 주사제 유지요법을 시행하여 2년간 관찰한 연구에서도, 교체 전과 비교해서 우울 삽화를 줄이는 데는 별반 장점이 없었지만 조증이나 혼합삽화를 줄이는 데는 탁월한 효과를 보였다.[5)]

결정적으로 미국 FDA에서 허가를 내주게 된 데는 대규모 연구에서 현격한 우수성이 입증되었기 때문이다.[6)] 연구 개시 전 1년 동안 4번 이상의 삽화가 있었던 양극성 장애 환자 124명이 참가한 이 연구는 두 단계로 이루어졌다. 16주 동안의 개방연구 기간 동안에는 기존의 기분안정제와 리스페리돈 장기지속형 주사제 병용 투여가 행해졌으며, 이후 이들을 무작위로 나눠 한 군에는 기분안정제 치료만, 다른 한 군에는 병용 투여를 52주간 지속하였다. 그 결과 기분안정제 치료만을 지속한 군에서 재발률이 45.8%였던 반면, 병용 투여한 군에서는 거의 절반 수준인 23.1%로 나타났다. 통제된 임상연구였다는 점을 감안하면, 리스페리돈 장기지속형 주사제의 재발 억제 효과가 단순한 순응도 개선에 의한 것은 아니었을 것으로 보인다. 탈락률이나 연구기간 동안의 부작용 비율은 두 군 간에 유의한 차이가 없어 안전성과 내약성 역시 입증된 셈이다.

결론적으로 비록 리스페리돈 장기지속형 주사제가 양극성 장애의 우울 삽화에도 효과가 있는지는 증거가 없지만, 조증 삽화를 예방하여 전체적인 재발을 억제하는 데는 의심할 수 없는 효과가 있다고 하겠다.

2. 노인 환자에서의 사용

노인 환자에서 항정신병 약물을 사용해야 할 경우는 생각보다 많다. 젊었을 때부터 정신분열병과 분열정동장애를 앓아 온 경우뿐 아니라, 정신병적 증상을 동반한 정동장애, 치매에 동반된 정신 증상, 망상장애, 기타 뇌병변에 의한 행동장애 등이 모두 포함된다. 대체로 단기간의 사용이 권장되긴 하지만 경우에 따라서는 낮은 용량을 장기간에 걸쳐 사용해야 할 필요가 있다. 그런데 노인 연령층은 특히 부분 순응이 문제되는 경우가 많다.

워낙 병용 투여되는 약이 많을뿐더러 인지기능의 장애, 시력이나 청력 장애가 동반되어 있고, 또 혼자 사는 노인의 경우 주위에서 챙기는 것도 여의치 않다. 따라서 이런 환자들에게 리스페리돈 장기지속형 주사제는 매력적인 대안이 될 수 있다. 물론 노인 환자가 운동장애나 기립성 저혈압에 취약하다는 점, 항콜린 효과에 의한 인지기능 장애가 우려되는 점 등 조심해야 할 사항이 많긴 하지만 오히려 이러한 점들 때문에 보다 적은 유효용량을 쓸 수 있고 혈중농도의 변동이 적은 리스페리돈 장기지속형 주사제가 유리할 수 있다.

기존 연구결과에서 리스페리돈 장기지속형 주사제는 65세 이상 노인 환자라 해도 효과나 안정성 면에서 젊은 연령대의 환자보다 결코 떨어지지 않음을 보여 주었다. RIS-INT-16 자료 중 65세 이상 환자만 골라 재분석한 결과에서 전체적 부작용의 빈도나 심혈관계에 미치는 영향, 체중 증가 등은 연령과 관계없이 동일했으며,[7] RIS-INT-87(StoRMi trial)의 자료를 재분석한 결과에서도 부작용이 특별히 문제되지는 않았다.[8]

하지만 이 두 연구는 정신분열병 및 분열정동 환자에 국한되어 있다는 데 한계가 있다. 예를 들어 치매에 동반된 정신 증상(Behavioral and Psychological Symptoms of Dementia, BPSD)에 리스페리돈 장기지속형 주사제를 사용했던 경우는 현재까지 단 1건의 사례보고만이 있을 뿐이다. 이는 경구 리스페리돈이 흔히 BPSD에서 1차 약물로 선택된다는 것을 고려했을 때 이례적이다. 물론 이는 미국에서조차 리스페리돈 장기지속형 주사제를 치매 환자에 사용하는 것이 허가되지 않았다는 데 기인한다. 한편 대부분의 비정형 항정신병 약물이 노인 환자에서 치사율을 높인다는 사실이 주목을 받았으며 리스페리돈 역시 예외가 아니었기 때문에, 리스페리돈 장기지속형 주사제 역시 이 점을 고려하지 않을 수 없다.

3. 초발 환자에서의 사용

많은 환자에서 첫 번째 발병은 중요한 의미를 지닌다. 정신분열병의 자연

경과상 첫 발병 후 5년 정도가 가장 증상이 심하고 또 황폐화가 많이 진행되기 때문에 혹자는 이 기간을 "critical period"라 칭하기도 한다.[9, 10] 또한 이 시기에 증상이 제대로 조절되지 않으면 치료 자체에 대해 환자가 갖는 기대감이 줄어들면서 이후 예후에 심히 부정적인 영향을 끼치게 된다. 동시에 병식도 없고 질병의 심각성에 대한 인식이 없는 발병 초기에는 약물에 대한 순응도도 매우 낮을 수밖에 없다. 따라서 무슨 수를 써서라도 초발 삽화부터 적극적으로 치료하여 관해에 도달하고 이를 유지시켜야 하며, 이런 맥락에서 리스페리돈 장기지속형 주사제는 중요한 위치를 차지한다. 학문적 관심은 아마도 발병 초기부터 적극적으로 치료하고 순응도를 높여 재발을 막았을 때 과연 향후 장기적 예후를 유의하게 향상시킬 수 있겠느냐 하는 것이다. 최근 1~2년 전부터 이러한 연구가 시작되고 있는 만큼, 이 질문에 대한 대답은 좀 더 시간을 두고 기다려야 할 것 같다.

Emsley 등[11]은 초발 환자 50명을 대상으로 리스페리돈 장기지속형 주사제를 투여하였다. 2/3가 관해 상태에 도달했으며, 2년의 추적조사 기간 동안 이 중 단 1명만이 재발하였다. 다만 평균 4.8±3.8kg/m^{2}의 유의한 BMI 상승이 관찰되어 한창 신체 이미지에 민감한 젊은 연령층에 부담을 주었다. 스페인에서 행해진 연구에서는 발병 후 1년이 지나지 않은 382명의 환자에게 리스페리돈 장기지속형 주사제를 투여했는데, 6개월 동안 약 40%의 환자가 반응(PANSS 20% 이상 감소)을 보였다. 이 연구에서는 BMI 상승이 0.6kg/m^{2}에 그치고 있었다.

Kim 등[12]은 초발 환자에서 경구 리스페리돈과 리스페리돈 장기지속형 주사제를 투여하여 6개월간 추적 관찰하였다. 비록 효과나 안정성 등에서 두 환자군이 거의 차이를 보이지 않았으나, 중간에 1주일 이상 약을 먹지 않거나 자의로 약을 끊는 등 비순응의 빈도는 경구약 군에서 훨씬 높았다. 비록 6개월간의 추적이라 비순응이 바로 재발로 이어지지는 않았지만 장기 예후에 악영향을 미치리라는 데는 의심의 여지가 없다.

종합하면 발병 초기 환자들에게 있어서 리스페리돈 장기지속형 주사제는 효과적이고 안전하게 사용될 수 있다. 체중 증가가 우려되기는 하지만,

그림 10-2 초발 환자에게 경구 리스페리돈과 리스페리돈 장기지속형 주사제를 투여했을 때 순응도를 지속적으로 유지하는 환자의 비율[12)]

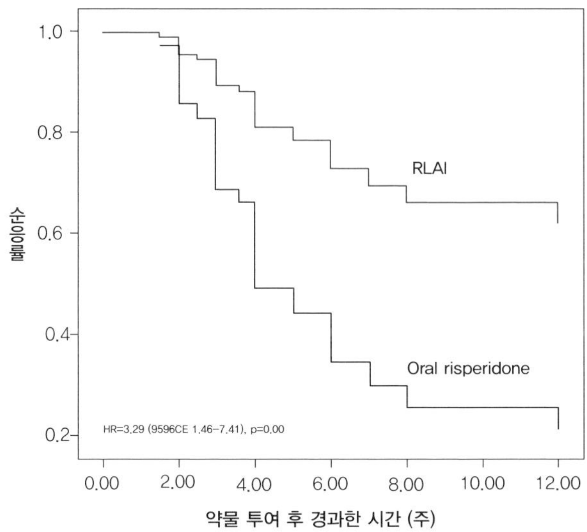

Kaplan-Meier 생존곡선으로 표시, HR: hazard ratio
RLAI: Risperidone Long-acting Injection

기존의 비정형 약물에 비해 더 심한 것은 아니다. 분명한 것은 관해에 도달하는 것뿐 아니라 관해 상태를 장기간 유지하는 데 있어서 리스페리돈 장기지속형 주사제가 탁월한 효과를 나타낼 수 있다는 것이다.

4. 임신 환자에서의 사용

가임연령대의 여성 환자는 항상 임신가능성 때문에 모든 종류의 향정신성 의약품을 쓰기가 망설여진다. 약물의 태아에 대한 부작용과 산모의 악화된 정신증상이 태아에 미치는 영향을 저울질하기란 그리 만만치 않다. 비록 클로자핀은 category B로 분류되있지만, 기타 항정신병 약물은 category C로 분류되어 있어 안심하고 쓰기 어렵다. 그러나 경구 리스페리돈을 비롯 다수의 비정형 항정신병 약물을 임신 중에 사용했다 하더라도 태아에 큰 위험을 높이지 않았다고 보고된 바 있다.[13)]

비록 약물의 제형이 태아의 기형유발에 특별한 영향을 끼친다는 보고는 없기 때문에 경구 리스페리돈과 위험은 비슷할 것이라 짐작되지만, 리스페리돈 장기지속형 주사제를 산모에 사용하여 별탈 없이 출산했다는 임상사례는 국내에서도 보고된 바는 있다.[14)]

참고문헌

1) Lasser R, Bossie CA, Gharabawi G, Eerdekens M, Nasrallah HA. Efficacy and safety of long-acting risperidone in stable patients with schizoaffective disorder. J Affect Disord 2004; 83: 263-275.

2) Mohl A, Westlye K, Opjordsmoen S, Lex A, Schreiner A, Benoit M, et al. Long-acting risperidone in stable patients with schizoaffective disorder. J Psychopharmacol 2005; 19: 22-31.

3) Han C, Lee MS, Pae CU, Ko YH, Patkar AA, Jung IK. Usefulness of long-acting injectable risperidone during 12-month maintenance therapy of bipolar disorder. Prog Neuropsychopharmacol Biol Psychiatry 2007; 31: 1219-1223.

4) Yatham LN, Fallu A, Binder CE. A 6-month randomized open-label comparison of continuation of oral atypical antipsychotic therapy or switch to long acting injectable risperidone in patients with bipolar disorder. Acta Psychiatr Scand Suppl 2007: 50-56.

5) Vieta E, Nieto E, Autet A, Rosa AR, Goikolea JM, Cruz N, et al. A long-term prospective study on the outcome of bipolar patients treated with long-acting injectable risperidone. World J Biol Psychiatry 2008; 9: 219-224.

6) Macfadden W, Alphs L, Haskins JT, Turner N, Turkoz I, Bossie C, et al. A randomized, double-blind, placebo-controlled study of maintenance treatment with adjunctive risperidone long-acting therapy in patients with bipolar I disorder who relapse frequently. Bipolar Disord 2009; 11: 827-839.

7) Lasser RA, Bossie CA, Zhu Y, Gharabawi G, Eerdekens M, Davidson M. Efficacy and safety of long-acting risperidone in elderly patients with schizophrenia and schizoaffective disorder. Int J Geriatr Psychiatry 2004; 19: 898-905.

8) Kissling W, Glue P, Medori R, Simpson S. Long-term safety and efficacy of long-acting risperidone in elderly psychotic patients. Hum Psychopharmacol 2007; 22: 505 513.

9) Birchwood M, Todd P, Jackson C. Early intervention in psychosis. The critical

period hypothesis. Br J Psychiatry Suppl 1998; 172: 53-59.

10) Crumlish N, Whitty P, Clarke M, Browne S, Kamali M, Gervin M, et al. Beyond the critical period: longitudinal study of 8-year outcome in first-episode non-affective psychosis. Br J Psychiatry 2009; 194: 18-24.

11) Emsley R, Oosthuizen P, Koen L, Niehaus DJ, Medori R, Rabinowitz J. Remission in patients with first-episode schizophrenia receiving assured antipsychotic medication: a study with risperidone long-acting injection. Int Clin Psychopharmacol 2008; 23: 325-331.

12) Kim B, Lee SH, Choi TK, Suh S, Kim YW, Lee E, et al. Effectiveness of risperidone long-acting injection in first-episode schizophrenia: in naturalistic setting. Prog Neuropsychopharmacol Biol Psychiatry 2008; 32: 1231-1235.

13) McKenna K, Koren G, Tetelbaum M, Wilton L, Shakir S, Diav-Citrin O, et al. Pregnancy outcome of women using atypical antipsychotic drugs: a prospective comparative study. J Clin Psychiatry 2005; 66: 444-449; quiz 546.

14) Kim SW, Kim KM, Kim JM, Shin IS, Shin HY, Yang SJ, et al. Use of long-acting injectable risperidone before and throughout pregnancy in schizophrenia. Prog Neuropsychopharmacol Biol Psychiatry 2007; 31: 543-545.

제11장 결론

1966년 최초의 장기지속형 주사제인 fluphenazine enanthate가 처음 개발된 이후 약 반세기라는 긴 시간이 흘렀다. 이제 우리는 한 시대를 풍미했던 데포 제제의 세대를 넘어, 리스페리돈, 올란자핀, 팔리페리돈, 아리피프라졸 등 비정형 항정신병 약물을 기반으로 한 다양한 장기지속형 주사제가 사용되는 세대로 진입하였다. 이러한 두 세대의 전환을 이뤄낸 것이 바로 2003년 발매된 리스페리돈 장기지속형 주사제였다.

리스페리돈 장기지속형 주사제는 안정된 효과와 더불어 투여의 용이성, 적은 부작용 등으로 커다란 가능성을 지닌 약으로 자리잡았으며, 이후 후속 약물 개발의 이상적인 모델이 되었다. 그러나 데포 제제가 임상의들 사이에서 그다지 환영받지 못했던 것처럼, 리스페리돈 장기지속형 주사제 역시 그 우수성에 비해서는 활발하게 사용되지 못하고 있다. 아마 그 원인으로 약물 자체의 요인보다는 약물외적인 요인이 더 크게 작용한다고 보는 게 옳을 것이다. 아직도 사회에는 정신질환의 치료를 정신질환자의 인권을 무시하는 것과 혼동하는 경향이 있다. 정신질환이 환자 개인의 불행뿐만 아니라 주변 사람에게도 크나큰 피해를 초래함에도 불구하고, 투약에 대한 최종 선택권은 환자에게 있는 것으로 여겨진다. 따라서 처방을 받는다 할지라도 약을 먹고 안 먹고를 결정할 수 있는 경구 약물에 비해, 의료진이 보는 앞에서 투여여부가 확인되는 주사제는 왠지 모르게 인권을 침해하는 듯이 느껴진다. 심지어 화학적 강박(chemical straitjacket)이라는 말처럼, 주사제와 신체적 강박이 동일선상에 있는 폭력적인 행위로 받아들여지기도 한다. 이와 더불어 과거 의사 없이 간호사가 운영하는 지역 진료소에서 주사를 맞혀 주는 데포 진료소(depot clinic)의 이미지와, 현재 몇몇 국가에서 시행 중인 외래치료 강제명령제(community treatment orders)의 이미지가 혼동되면서, 정부가 정신질환자를 통제하기 위해 무분별하게 강제로 주사를 놓는다는 오해가 자리잡기도 하였다.

그러나 약효와는 관계없는 부정적 이미지로 인해 리스페리돈을 비롯한 장기지속형 주사제가 널리 사용되지 못하는 것은 안타깝기 그지없을 뿐이다. 장기지속형 주사제는 강제적 약물투여 수단이 아니라 환자에게 제공되는 또 다른 선택사항이다. 환자는 재발방지를 통한 삶의 질 향상과 함께 보다 적극적인 라이프스타일을 누리는 데 도움이 되는 장기지속형 주사제라는 또 다른 투여방안이 있다는 것에 대해 안내를 받아야 하며, 그 장단점에 대해 충분한 설명을 들어야 한다. 의료진 역시 단순히 순응도가 낮은 환자를 통제하기 위해 장기지속형 주사제를 사용한다는 개념에서 벗어나, 환자의 적극적인 참여를 통해 선택되는 우수한 약물이라는 쪽으로 생각을 바꿔야 한다. 장기지속형 주사제는 강제가 아니라 어디까지나 선택의 영역에 속한다.

우리나라에서 역시 높은 비용 및 외래 주사 클리닉이 활성화되지 않은 관계로 장기지속형 주사제의 사용실적은 매우 저조한 편이다. 기껏해야 일부 대학병원에서나 적극적으로 사용할 뿐으로 개인의원에서 사용하는 경우는 찾아보기 힘들다. 보험당국과의 견해차이, 제도상의 미비 등 여러 가지 이유가 있으나, 무시할 수 없는 원인은 임상의들 자신이 장기지속형 주사제에 대해 낯설고 생소하게 느낀다는 점이다. 외국의 예를 보았을 때 의사들보다 오히려 환자나 환자 보호자들이 더욱 적극적으로 장기지속형 주사제를 요구하는 경우가 많다. 이러한 수요에 부응하고, 개인개인마다 필요에 맞는 맞춤진료를 행하기 위해 의사들은 항시 새로운 약제에 대해 지식과 경험을 쌓고 개방적인 태도로 받아들여야 한다. 자그마한 책이지만 본서 역시 그러한 사명에 기여하길 바란다.

찾아보기

《ㅊ》

《ㅋ》

《ㅌ》

■ 저자 소개

김용식(Yong Sik Kim)

서울대학교 의과대학을 졸업하고 대한정신분열병학회 이사장(1998~2002), 대한신경정신의학회 이사장(2003~2005)을 역임하였으며, 현재 서울대병원 신경정신과, 서울대학교 의과대학 정신과학교실 교수(1994~)로 재직 중이다. 대표 저역서는 정신의학(저서), 정신분열병의 약물치료(저서), 비정형 항정신병제의 임상(저서), 클로자핀 임상사용의 실제(저서), 마음의 증상과 징후(역서), 초발정신병(역서) 등이 있다.

안용민(Yong Min Ahn)

서울대학교 의과대학을 졸업하고 현재 서울대병원 신경정신과, 서울대학교 의과대학 정신과학교실 부교수(2006~)로 재직 중이다. 대표 저역서는 정신분열병의 약물치료(저서), 비정형 항정신병제의 임상(저서), 임상신경정신약물학(저서), 클로자핀 임상사용의 실제(저서) 등이 있다.

정성훈(Seong Hoon Jeong)

서울대학교 의과대학을 졸업하고 현재 인천광역시의료원 정신과장(2009~)으로 재직 중이다. 대표 저역서는 정신분열병의 약물치료(저서), 비정형 항정신병제의 임상 (저서), 클로자핀 임상사용의 실제(저서), 마음의 증상과 징후(역서) 등이 있다.